皮肤病中医特色适宜技术操作规范丛书

皮肤病
中药渗透疗法

主　审｜段逸群

总主编｜杨志波　李领娥
　　　　刘　巧　刘红霞

主　编｜谭　城　闵仲生

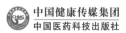

中国健康传媒集团
中国医药科技出版社

内容提要

本着"整理规范、临床为本"的原则，本书从理论基础、操作技法、临床应用三方面，讲述了中药渗透疗法治疗皮肤病的相关理论及临床操作技术。全书图文并茂，把中药渗透各技术操作方法及要点拍成视频，方便实用。本书适合临床工作者、基层医师及中医爱好者参考阅读。

图书在版编目（CIP）数据

皮肤病中药渗透疗法 / 谭城，闵仲生主编 . — 北京：中国医药科技出版社，2018.10（2024.9重印）

（皮肤病中医特色适宜技术操作规范丛书）

ISBN 978-7-5214-0493-7

Ⅰ . ①皮… Ⅱ . ①谭… ②闵… Ⅲ . ①皮肤病—中药疗法—技术操作规程 Ⅳ . ① R275-65

中国版本图书馆 CIP 数据核字（2018）第 223188 号

美术编辑 陈君杞
版式设计 锋尚设计

出版 中国健康传媒集团｜中国医药科技出版社
地址 北京市海淀区文慧园北路甲 22 号
邮编 100082
电话 发行：010-62227427 邮购：010-62236938
网址 www.cmstp.com
规格 880×1230mm ¹/₃₂
印张 5¹/₄
字数 111 千字
版次 2018 年 10 月第 1 版
印次 2024 年 9 月第 3 次印刷
印刷 河北环京美印刷有限公司
经销 全国各地新华书店
书号 ISBN 978-7-5214-0493-7
定价 29.00 元

获取新书信息、投稿、为图书纠错，请扫码联系我们。

本书编委会

——·——

主　　编　谭　城　闵仲生

副 主 编　王晓红　王晓华　郭　顺

编　　委　（按姓氏笔画排序）

王峥嵘　王晓华　王晓红　严　炯

李红敏　宋　婷　闵仲生　陈　芳

赵　菁　夏露露　徐　萍　郭　顺

章若画　谭　城

秘　　书　郭　顺

中医药是一个伟大的宝库，中医特色疗法是其瑰宝之一，几十年来，为广大劳动人民的身体健康做出了巨大的贡献。皮肤病常见、多发，然而许多发病原因不清，机制不明；对于皮肤病的治疗，西医诸多方法，疗效不显，不良反应不少，费用不菲。中医特色疗法具有简、便、廉、效等特点，受到了皮肤科医生和广大患者的欢迎。为了进一步开展中医特色疗法在皮肤病方面的运用，中华中医药学会皮肤科分会在总会领导的关心和帮助下，在中国医药科技出版社的大力支持下，精心组织全国中医皮肤科知名专家、教授编写了本套《皮肤病中医特色适宜技术操作规范丛书》，其目的就是规范皮肤病中医特色疗法，提高临床疗效，推动中医皮肤病诊疗技术的发展，造福于皮肤病患者。

本套丛书按皮肤科临床上常用的17种特色疗法分

为17个分册，每分册包括基础篇、技法篇、临床篇，文字编写力求简明、扼要、实用，配以图片，图文并茂，通俗易懂。各分册附有视频，以二维码形式承载，阐述其技术要领、操作步骤、适应证、禁忌证及注意事项，扫码观看，一目了然，更易于掌握。本丛书适合临床中医、中西医结合皮肤科医生及基层医务工作者参考使用。

本套丛书的编写难免有疏漏不足之处，欢迎各位同道提出宝贵意见，以便再版完善。

杨志波

2018年8月2日于长沙

　　《理瀹骈文》云："外治之理即内治之理，外治之药亦内治之药，所异者法尔。"昔叶天士以平胃散炒熨治痢，用常山饮炒嗅治疟，变汤剂为外治，均为后人开无限之法门。皮肤病的治疗，中药外治具有得天独厚的优势，其能直达病所，迅速减轻患者的症状。然皮肤因其结构特点，很多药物不易穿透这一有效、选择性的屏障。传统中医外治常以"熨、洗、熏、贴敷"等法提高药物的渗透，诚如吴师机云："医之所患在无法耳，既有其法，方可不执。如一症中古有洗法、熏法，我即可以药洗之熏之；有擦法熨法，我即可以药之擦之熨之。"其还"变汤液而为薄贴，由毫孔以入之内，亦取其气之相中而已"。

　　"工欲善其事，必先利其器"。随着现代科技发展的日新月异，新型促药物渗透技术逐渐推广运用。研究显示，药物经皮给药的主要障碍来自皮肤的角质层，为克服这一障碍，主要出现了以能量诱导（超声、激光、热或磁）的透皮给药系统和借助机械方法刺破角质层的透皮给药系统。其中超声波透皮给药系统、纳晶给药系统和中药雾化治疗系统可明显提高临床疗效。

本书的编写是基于中医外治结合现代透皮技术的临床基础。全书分为基础篇、技法篇、临床篇三个部分。基础篇着重介绍经皮传递系统及其影响因素，具有促进透皮吸收作用的中药，以及临床主要开展的促中药渗透技术。技法篇首先介绍常见促渗中药制剂的调配；重点介绍现代透皮技术中的超声波透皮给药系统、纳晶给药系统和中药雾化治疗系统，细化了相应技术的操作规程、注意事项及可能不良反应的对策。临床篇我们遴选了部分临床常见病，详细介绍了外治方的辨治思路、临证选方用药，以及不同疾病结合现代透皮技术治疗的操作要点。

中药外治结合现代促渗技术，目前尚缺乏系统和规范的研究。本书编写的目的在于为临床提供一个结合现代中药促渗技术的思路和方法，以期和读者共勉，共同促进中药外治和现代科技的结合和发展。

编者

2018年6月

目录

2

技法篇

3
临床篇

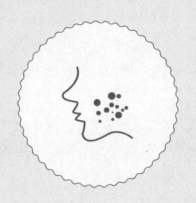

1

基础篇

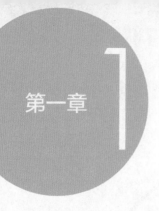

第一章 中药渗透理论基础

第一节 经皮传递系统

经皮传递系统又称经皮给药制剂（transdermal drug delivery systems, transdermal therapeutic systems, 简称TDDS, TTS）是指在完整的皮肤表面给药，使药物以恒定速度通过皮肤各层进入体循环，产生全身或局部治疗作用，以实现疾病治疗或预防的一类新型制剂。因给药方便，提高了患者用药的顺应性，特别适合于儿童、老人或口服有困难的患者，受到很大的好评。该制剂经皮肤各种方式给药，药物透过皮肤经皮吸收进入全身血液循环达到有效血药浓度，并在各组织或病变部位起作用。经皮吸收制剂既有局部治疗作用，也起到全身治疗作用，为一些慢性疾病和局部镇痛的治疗及预防提供了一种简单、方便和行之有效的给药方式。尤其是对皮肤病的治疗有非常好的效果。

一、发展历程

（一）化学药品TDDS的发展

20世纪70年代是实验和发展时期；20世纪80年代是商品化时期；

20世纪90年代是稳定发展时期。

（二）中药经皮给药制剂的发展

经皮给药源于中国，历史悠久，品种繁多，在3600年前甲骨文中就有中药经皮给药的最早文字记载；《殷墟卜辞》中就有不少中药经皮给药制剂的史料；《周礼·天官》记载了疮疡常用外敷药物的炼制及其作用，如"疡医掌肿疡，折疡金疡，祝药刮杀之"，"祝药"即敷药。我国最早的医药文献，战国、秦汉时期先后出现的《黄帝内经》《神农本草经》《难经》等诸多古典医籍中，已有关于膏药的制备及应用方面的论述。如《黄帝内经·灵枢》中对痈症有这样的描述："发于腋下，赤坚者曰米疽"，"涂以豚膏"，其被世人誉为膏药的开始，开创了中药经皮给药的先河。《素问》中指出"内病内治，外病外治"，为中药经皮给药应用的形成和发展提供了理论依据。《内经》中脏腑、经络学说的产生给中药经皮给药的发展奠定了理论基础。总之，从古代发展迄今关于中药经皮给药的记载举不胜举，中药经皮给药在我国的医学研究中一直占据举足轻重的地位。

近二十年来随着经皮给药基础理论和实践的迅速发展，中药经皮给药制剂的研究也取得了很大进展，治疗范围不断扩大，在中药制剂学和中医治疗学领域的作用及地位日益凸显。

二、优点

❶ 避免肝脏的首过效应和胃肠因素的干扰。

❷ 避免药物对胃肠道的副作用。

❸ 长时间维持恒定的血药浓度，避免峰谷现象，降低毒副反应。

❹ 减少给药次数，提高患者用药依从性。

❺ 特别适合婴儿、老年或不宜口服的患者。

❻ 使用方便，患者可以自主给药。

❼ 安全性好，发现副作用可随时中断给药.

三、局限性

❶ 不适合于剂量大、对皮肤产生刺激的药物。

❷ 只适用于分子量小、刺激性适中的药物。

❸ 起效较慢，不适合要求起效快的药物。

❹ 个体吸收差异较大。

四、常见的经皮传递系统及现状

常见的经皮传递系统有贴剂、软膏剂、硬膏剂、涂剂和气雾剂等。但是，由于皮肤角质层的限速屏障作用，除了硝酸甘油等少数药物以外，大多数药物透过皮肤进入体循环的剂量都很小，渗透速度也很慢。因此，在经皮给药系统中，对大多数药物（包括高分子药物），均需利用技术手段来改善皮肤的透过性。于是探寻更多合适有效的促透方法，一直是TDDS的研究热点。

第二节　皮肤生理及生化基础

一、皮肤的解剖结构

皮肤位于人体的表面，具有特定的组织形态、生理功能，并与全身其他器官有着密切的联系。皮肤是人体最大的器官，重量约占体重的16%。皮肤厚度随年龄、部位不同而异，不包括皮下组织，约为0.5~4mm，表皮的厚度平均约为0.1mm，真皮厚度是表皮的15~40倍。眼睑、乳部和外阴等处皮肤最薄；枕后、项背、臀及掌趾处皮肤最厚。皮肤还有毛发、皮脂腺、汗腺及指（趾）甲等附属器。

（一）表皮

表皮属复层鳞状上皮，主要由角质形成细胞、黑素细胞、朗格汉斯细胞和梅克尔细胞构成。

〉角质形成细胞

角质形成细胞属上皮细胞，在其分化过程中形成具有保护作用的角蛋白。角质形成细胞是表皮的主要细胞，占表皮细胞的80%以上。表皮的角质形成细胞由内向外依次分为基底层、棘层、颗粒层、透明层和角质层。基底层借助基底膜带与真皮连接。

①**基底层**：位于表皮的最下层，为一层排列整齐如栅栏状的柱状或立方状的基底细胞。

②**棘层：**位于基底层上方，一般由4~8层细胞组成。细胞呈多角形，愈位于表层，细胞愈扁平。每个细胞均有较多的胞质突，称为棘突，故此层细胞称为棘细胞。

③**颗粒层：**位于棘层之上，通常由2~4层扁平或梭形细胞组成，细胞质内充满粗大、深嗜碱性的透明角质颗粒。正常皮肤颗粒层的厚度与角质层的厚度成正比，因此在角质层较厚的掌跖颗粒层细胞可多达10层。

④**透明层：**仅见于掌跖等角质层较厚的表皮，是一层位于颗粒层上方、角质层下方的，2~3层扁平、境界不清、无核、嗜酸性、紧密相连的细胞，是防止水及电解质通过的屏障。

⑤**角质层：**此层细胞已不含细胞核，细胞器也几乎消失，约由5~10层已经死亡的细胞组成。

在表皮和真皮连接处可见0.5~1μm厚的均匀一致的红色带，称之为皮下基底膜带。基底膜带除连接真表皮外，还具有渗透和屏障作用。表皮内无血管，营养物质可通过此带进入表皮，代谢产物可通过此带进入真皮，但可限制分子量大于40000的大分子通过。当基底膜带损伤时，炎症细胞、肿瘤细胞和一些大分子可通过此带进入表皮。

2 〉 表皮内的其他细胞

正常表皮内除角质形成细胞外，还有一组树突状细胞。包括黑素细胞、朗格汉斯细胞和梅克尔细胞。

①**黑素细胞：**主要位于表皮的基底层，约占基底层细胞的10%。每一个黑素细胞树枝状突起可与10~36个角质形成细

胞接触，向它们输送黑素颗粒，形成表皮素单元。

②朗格汉斯细胞：是一种来源于骨髓及脾的免疫活性细胞，主要存在于表皮中部，占表皮细胞的3%~5%。朗格汉斯细胞能摄取外界物质并有吞噬及吞饮作用，具有抗原呈递作用，故又称其为表皮内的抗原呈递细胞，在皮肤的接触性变态反应和同种异体皮肤移植时的排斥反应中均起重要作用。

③梅克尔细胞：位于表皮和口腔黏膜下面，相当罕见，分布不规则，推测梅克尔细胞是一种触觉感觉细胞。

（二）真皮

真皮主要由结缔组织构成。可分两层，即乳头层和网状层，两层间无截然界限。乳头层靠近表皮下部，较薄，其乳头向上与表皮突犬牙交错相连，乳头层内有丰富的毛血管和毛细淋巴管，并有游离神经末梢；网状层内含较大的血管、淋巴管、神经以及皮肤附属器、肌肉等结构。

真皮结缔组织由胶原纤维、网状纤维、弹力纤维、细胞和基质构成。胶原纤维是真皮结缔组织的主要成分，在真皮内均结合成束，各部位的胶原束粗细不等。胶原纤维韧性大，抗拉力强，但缺乏弹性。网状纤维主要分布在乳头层，在皮肤附属器、血管和神经周围等处。弹力纤维也较细，在HE染色切片中可见弹力纤维呈波浪状绕在胶原束之间。弹力纤维使皮肤具有弹性，拉长后可恢复原状。基质是一种无定形均质状物质，充填于纤维和细胞之间，主要化学成分为蛋白多糖、水、电解质等。蛋白多糖主要包括透明质酸、硫酸软骨素B、硫酸软骨素C等，使基质形成具许多微孔隙的分子筛立体构型。小于这些孔隙的物质如水、电解质、营养物质和代谢产物可自由通过进行物质交换；大于孔隙者如细菌则不能通过，被限于局部，有利于细胞吞噬。

真皮结缔组织间可见成纤维细胞、肥大细胞、巨噬细胞、淋巴细胞和其他白细胞，以及朗格汉斯细胞、真皮树突细胞、噬黑素细胞等。成纤维细胞产生多种纤维和基质，也有人认为肥大细胞与基质的形成有关。

（三）皮下组织

真皮下方为皮下组织，又称皮下脂肪层或脂膜。其结缔组织纤维皆自真皮下部延续而来，与真皮无明显界限，其下方与肌膜等组织相连。皮下组织由疏松结缔组织及脂肪小叶组成，其厚薄因身体不同部位及营养状况而异。

（四）皮肤附属器

皮肤附属器由表皮衍生而来，包括毛发、毛囊、皮脂腺、外泌汗腺、顶泌汗腺及指（趾）甲等。

❘ 〉 毛发与毛囊

①**毛发**：由角化的上皮细胞构成，分为长毛、短毛及毳毛。长毛如头发、胡须、阴毛、腋毛等。短毛如眉毛、睫毛、鼻毛及外耳道的短毛。毳毛细软、色淡、无髓，分布于面、颈、躯干及四肢。指（趾）屈面及其末节伸面、掌跖、乳头、唇红、龟头及阴蒂等处无毛。

毛发露出皮面以上部分为毛干，位于皮肤以内的部分称毛根，毛根下端膨大处为毛球。

②**毛囊**：由表皮下陷而成。

2 > 皮脂腺

是一种全浆分泌腺，没有腺腔，整个细胞破裂即成为分泌物，皮脂腺存在于掌、跖和指（趾）屈侧以外的全身皮肤。头、面及胸背上部等处皮脂腺较多，称皮脂溢出部位。皮脂腺通常开口于毛囊上部，位于立毛肌和毛囊的夹角之间，立毛肌收缩可促进皮脂的排泄。乳晕、口腔黏膜、唇红、小阴唇、包皮内侧等处的皮脂腺单独开口于皮肤。

3 > 外泌汗腺

又称小汗腺，有分泌汗液和调节体温的作用。除唇红、包皮内侧、龟头、小阴唇及阴蒂外，小汗腺遍布全身。小汗腺可分为腺体和汗管两部分。

4 > 顶泌汗腺

曾用名大汗腺，是较大的管状腺，其分泌部分在皮下脂肪层中。腺腔直径约为小汗腺腺腔的10倍，也由腺体和导管组成。顶泌汗腺主要分布于腋窝、乳晕、脐窝、肛门及外阴等处。外耳道的耵聍腺、眼睑的Moll腺和乳腺属变异的顶泌汗腺。顶泌汗腺的分泌活动主要受性激素影响，于青春期分泌旺盛。新鲜的顶泌汗腺分泌物为无臭的乳状液，排出后被某些细菌如类白喉杆菌分解，产生有臭味物质。

5 〉甲

甲由多层紧密的角质细胞构成，外露部分称为甲板，伸入近端皮肤的部分称为甲根。覆盖甲板周围的皮肤称为甲廓，甲板之下的皮肤称为甲床。甲根之下的上皮生发层细胞称为甲母质，是甲的生长区。甲板近端可见新月状淡色区，称为甲半月，这是甲母细胞层较厚所致。指甲生长速度每日约0.1mm，趾甲生长速度为指甲的1/2~1/3。

二、皮肤的生理功能

皮肤覆盖于人的整个体表，是人体最大的器官，具有屏障、吸收、分泌和排泄、感觉、体温调节、代谢、免疫等生理功能，对机体健康十分重要。

（一）皮肤的屏障作用

人体正常皮肤有两方面屏障作用，一方面防止组织内的各种营养物质、水分、电解质和其他物质的丧失；另一方面保护机体内各种器官和组织免受外界环境中机械、物理和生物性有害因素的侵袭。因此，皮肤在保持机体内环境的稳定上起着重要的作用。

（二）皮肤的吸收功能

皮肤具有吸收外界物质的能力，称为经皮吸收、渗透或透入。经皮吸收也是经皮传递系统的理论基础，皮肤主要通过角质层、毛囊皮脂腺及汗管口三种途径进行吸收。

（三）皮肤的感觉功能

皮肤内广泛分布着感觉神经末梢和特殊感受器，可感知体内外各种刺激并通过神经通路引起相应的神经反射，从而维护机体的健康。

（四）皮肤的分泌和排泄功能

皮肤的分泌和排泄功能主要通过皮脂腺和汗腺来完成。

（五）皮肤的体温调节功能

皮肤对体温恒定具有重要的调节作用。一方面它作为外周感受器，向体温调节中枢提供外界环境温度的信息；另一方面，又可作为效应器，通过物理性体温调节的方式保持体温恒定。

（六）皮肤的代谢功能

皮肤的代谢包括：能量代谢、糖代谢、蛋白质代谢、脂类代谢、水和电解质代谢。

（七）皮肤的免疫作用

皮肤具有很强的非特异性免疫防御能力，是人体抵御外界环境有害物质的第一道防线。它能有效地防御物理性、化学性、生物性等有害物质对机体的刺激和侵袭，对人体适应周围环境、健康地生长发育和生存起到了十分重要的作用。

随着生物学和医学免疫学的不断发展，人们发现皮肤是一独特的免疫器官，还具有非常重要的特异性免疫功能。

三、药物在皮肤内的转移

药物透过皮肤吸收进入体循环主要经过两种途径：

❶ 透过角质层和表皮进入真皮，扩散进入毛细血管，转移至体循环。这是药物经皮吸收的主要途径。角质层细胞间是类脂质分子形成的多层脂质双分子层。药物的经皮吸收主要是通过皮肤表面的药物浓度与皮肤深层中的药物浓度之差以被动扩散的方式进行转运。药物通过角质层经皮吸收的全过程有：制剂中的药物向角质层转移→药物在角质层扩散→由角质层向下层组织转移→在表皮和真皮中扩散→被真皮上部的毛细血管吸收→向体循环转移。在整个渗透过程中含有类脂质的角质层起主要的屏障作用。因此，药物的脂溶性越高越易透过皮肤。

❷ 通过毛囊、皮脂腺和汗腺等附属器吸收。药物在吸收初期首先通过皮肤附属器吸收，当药物通过角质层途径到达血液循环，药物的经皮吸收达稳态水平时，附属器途径的作用可以被忽略。毛囊、汗腺和皮脂腺总面积小于皮肤总表面积的1%，在大多数情况下不是药物的主要吸收途径，但对于离子型药物及水溶性大分子，由于在角质层中的透过速率很慢，难以通过含有类脂质的角质层，因此对这些物质来说附属器官是主要的吸收途径。经皮离子导入过程中，皮肤附属器是离子型药物透过皮肤吸收的主要通道。

第三节　影响皮肤吸收的因素

一、生理因素

1 > 角质层的厚度

　　人体不同部位角质层的厚度不同，从厚到薄的大致顺序为，足底和手掌＞腹部＞前臂＞背部＞前额＞耳后和阴囊。因此不同部位皮肤的吸收能力有很大差异，一般而言依次为阴囊>前额>下肢屈侧>上臂屈侧>掌跖。角质层厚度的差异也与年龄、性别等多种因素有关。

2 > 皮肤的水合作用

　　角质细胞能够吸收一定量的水分，自身发生膨胀和降低结构的致密程度，高程度的水合作用最终可使细胞膜破裂。水合作用使药物的透过变得更加容易，皮肤角质层的水合程度越高，皮肤的吸收能力就越强，角质层的含水量达50%以上时，药物的透过性可提高5~10倍，药物外用后用塑料薄膜封包要比单纯外用的吸收系数高100倍，就是由于封包阻止了局部汗液和水分的蒸发，使角质层水合程度提高的结果。水合作用对水溶性药物吸收的促进作用较对脂溶性药物更加显著。

3 > 皮肤条件

角质层受损时其屏障功能也相应受到破坏。湿疹、溃疡或烧伤等疮面上的透过率有数倍至数十倍的增加。用有机溶剂对皮肤预处理亦有类似效果，可能是因为角质层中类脂的溶解或被提取后形成透过通路。某些皮肤疾病如硬皮病、神经性皮炎、银屑病等，其皮肤角质层致密，会减少药物的透过性。另外，随着皮肤温度的升高，药物的透过速度也升高，一般温度每升高10℃，皮肤透过速度增加1.4~3.0倍。

4 > 皮肤的结合作用与代谢作用

皮肤结合作用是指药物与皮肤蛋白质或脂质等的结合，而且是可逆性结合。结合作用可延长药物透过的时间，也可能在皮肤内形成药物贮库。药物与组织结合力愈强，时滞和贮库的维持时间也愈长。

二、被吸收物质的理化性质

理论上说分子量大于600的物质较难透过角质层，但有学者发现物质分子量的大小与皮肤的吸收率之间似乎关系并不大；如分子量小的氨气极易透入皮肤，分子量大的物质，如汞软膏、葡聚糖分子也都可透入皮肤。这种情况可能和分子的结构、形状、溶解度有关系。一般而言物质浓度与皮肤吸收率呈正比。

剂型对物质吸收有明显影响，同种物质不同剂型，皮肤的吸收率差距很大。完整皮肤只能吸收少量水分和微量气体；水溶性物质不易被吸收，而对脂溶性物质吸收良好，对油脂类物质也吸收良好。皮肤对油脂的吸收强弱顺序为羊毛脂>凡士林>植物油>液体石蜡。

三、外界环境因素

环境温度升高可使皮肤血管扩张、血流速度增加，加快已透入组织内的物质弥散，从而使皮肤吸收能力提高；环境温度也可影响皮肤对水分的吸取，当环境温度增大时，角质层水合程度增加，使皮肤对药物的吸收增强。

当外界湿度升高时，由于角质层内外水分的浓度差减少，影响了皮肤对水分的吸收，因此对其他物质的吸收能力也降低。如果外界湿度低，甚至使皮肤变得很干燥，即角质层内水分降到10％以下时，则角质层吸收水分的能力明显增强。

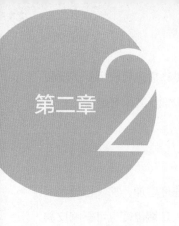

第二章 2 促进透皮吸收的中药

第一节 常用的经皮吸收促进剂

经皮吸收促进剂（penetration enhancers，PE）是指那些能够可逆地改变皮肤角质层的屏障功能，降低药物通过皮肤的阻力，加速药物穿透皮肤又不损伤任何活性细胞的物质。

理想的药物吸收促进剂应具有以下特点：

❶ 无药理活性；

❷ 无毒，无刺激性，无变态反应；

❸ 起效迅速，作用时间可预测，适用于选择的药物；

❹ 撤去经皮吸收促进剂后，角质层的屏障功能迅速并全部恢复；

❺ 皮肤的屏障功能单向降低，内源性物质不能通过皮肤扩散损失；

❻ 经皮吸收促进剂的理化性质与药物及基质无配伍禁忌；

❼ 若渗透促进剂是液体且用量很大，应该是药物的良溶剂；

❽ 在皮肤上易于铺展，无不适感觉，与皮肤有良好的相容性；

❾ 价廉、无臭、无色、无味。

迄今为止，完全符合上述要求的渗透促进剂几乎没有，但已有很多化合物具有上述某些性质。目前，常用的经皮吸收促进剂可分为如下几类：

❶ 亚砜类：二甲基亚砜、癸基甲基亚砜等；

❷ 表面活性剂：阳离子型、阴离子型、非离子型；

❸ 月桂氮䓬酮及其同系物；

❹ 吡咯酮类；

❺ 脂肪酸及其酯：油酸、亚油酸、月桂酸及其酯；

❻ 醇类及多元醇类：乙醇、丁醇、正庚醇、正辛醇、丙二醇、醋酸乙酯；

❼ 角质保湿与软化剂：尿素、水杨酸；

❽ 萜烯类：薄荷醇、樟脑、柠檬烯等；

❾ 其他：磷脂类、糖类、氨基酸类、大环化合物类等。

一、二甲基亚砜（DMSO）

二甲基亚砜是应用较早的一种促进剂，有较强的吸收促进作用。其主要促进吸收机制：

❶ 使角质层细胞内结构蛋白变性；

❷ 破坏角质层细胞间脂质长链的有序排列，膜脂流动性增加；

❸ 脱去角质层的脂质、脂蛋白而改变皮肤的物理结构，从而减少皮肤阻力或增加药物从剂型中分配进入角质层，达到促渗效果。

由于DMSO对化学反应具有特殊溶媒效应及对许多物质的溶解特性，故一直被称为"万能溶剂"。

DMSO能将溶解的药物通过皮肤涂抹渗入体内，且对身体无害，可代替口服或注射，故又得名"万能药"。由于DMSO在Ames法等实验中未发现致突变性，因此被作为一种无遗传毒性的有机溶剂而被广泛加以使用。但是近年来研究表明，DMSO亦存在严重的毒性作用，其与蛋白质疏水基团发生作用，导致蛋白质变性，具有血管毒性和肝肾毒性；高浓度的DMSO能使皮肤产生红斑、水疱及不可逆的皮肤损伤；DMSO的代谢产物二甲基硫化物能产生口臭等。

为降低DMSO的毒性，对其进行了结构改造，得到一系列烷基甲亚砜化合物，其中癸基甲基亚砜（DCMS）是渗透促进作用最强的渗透促进剂，它能极大的克服DMSO的缺点，对皮肤的毒性、刺激性及不良臭味都很小。但是它对亲水性化合物（包括离子性化合物）作用更强，而对亲脂性化合物作用较弱。

二、表面活性剂

表面活性剂可分为阳离子型、阴离子型、两性离子型和非离子型。其自身可以渗入皮肤并可能与皮肤成分相互作用，改变皮肤透过性质。其促渗效果和对皮肤毒性依下列顺序下降：阴离子型＞阳离子型＞非离子型。促渗效果与表面活性剂的浓度并不呈线性关系，当浓度超过临界胶团浓度（CMC）时，药物进入胶团，降低了药物的热力学活性，反而降低渗透速率。非离子型化合物主要增加角质层类脂流动性，刺激性最小，但透过促进效果也最差，可能是与其临界胶团浓度较低、药物容易被增溶在胶束中而较少释放有关。离子型表面活性剂与皮肤的相互作用较强，但在连续应用后会引起红肿、干燥或粗糙化。

三、氮酮类化合物

月桂氮䓬酮（laurocapam），也称Azone，为无色澄明液体，不溶于水，与多数有机溶剂混溶，与药物水溶液混合振摇可形成乳浊液。其对亲水性药物的吸收促进作用强于对亲脂性药物，主要作用在角质层部分。在电子显微镜下观察的结果表明，Azone能够扩大角质层中的细胞间孔隙，提高通过细胞间隙的水溶性药物的透过量，促进溶解在低级醇中的脂溶性药物的透过。同时，Azone透过角质层后可以对原有的脂质结构进行重新排列，降低脂质的黏性，提高其流动性。透皮作用具有浓度依赖性，有效浓度常在1%~6%左右。

Azone起效较为缓慢，药物透过皮肤的时滞为2~10小时不等，但一旦发生作用，则能持续多日，这可能是Azone自身在角质层中蓄积的结果。Azone与其他促进剂如丙二醇、油酸等配伍使用，常有较佳效果。Azone用量少，对皮肤的毒性、刺激性都很低，是目前公认的一种优良的渗透促进剂。

吡咯酮类促进剂包括：α-吡咯酮（NP），N-甲基吡咯酮（1-NMP），5-甲基吡咯酮（5-NMP），1,5-二甲基吡咯酮（1,5-NMP），N-乙基吡咯酮（NEP），5-羧基吡咯酮（5-NCP）等。这类渗透促进剂对亲水性药物的促渗效果强于亲脂性药物，其作用机制也具有浓度依赖性。低浓度时选择性地分配进入角蛋白；高浓度时，才影响角质层脂质流动性并促进药物在角质层的分配。此类促进剂用量较大时会刺激皮肤而产生红肿、疼痛。

四、脂肪酸及其酯

最重要的是油酸（OA）、油酸或月桂酸的甲酯或乙酯，及肉豆蔻酸异丙酯等。这类渗透促进剂的作用机制一般都是渗入角质层细胞间脂质中，影响脂质双分子层排列的密实性和流动性。

油酸是一种很常用的渗透促进剂，常与丙二醇、乙醇并用产生协同作用，丙二醇、乙醇作为溶剂能够增加油酸在角质层的分配量，从而增加其对角质层的作用时间和作用强度。油酸常用量<10%，浓度过高时（>20%）会对皮肤产生损伤，引起红斑和水肿。

五、醇类化合物

醇类化合物包括各种短链醇及多元醇等。结构中含2~5个碳原子的短链醇（如乙醇、丁醇等）能溶胀和提取角质层中的类脂，增加药物的溶解度，从而提高极性和非极性药物的经皮透过。但短链醇只对极性类脂有较强的作用，而对大量中性类脂作用较弱。

丙二醇（PG）、甘油及聚乙二醇等多元醇也常作为吸收促进剂使用，但单独应用的效果不佳，与其他促进剂合用，则可增加药物及促进剂溶解度，发挥协同作用。

六、角质保湿与软化剂

尿素具有促进角质层水化的作用，因此在治疗角质层角化性皮肤病如银屑病等方面有广泛的应用。尿素也可以作为渗透促进剂，常用浓度为10%，其促渗机制为促进角质层水化和在角质层形成亲水性扩散通道。

七、萜烯类

通常是指由挥发油组成的化合物，在一些传统外用制剂中作为皮肤刺激药早有应用，如薄荷油、桉叶油、松节油等，其中含有碳、氢元素，可能还含有氧元素，但不是芳香族化合物。萜烯类化合物的促渗机制主要是：促进药物在角质层的扩散；破坏角质细胞间脂质的屏障；提高组织的电导率，从而打开角质层的极性孔道；增加药物从水性基质中向角质层的分配。

八、其他吸收促进剂

氨基酸以及一些水溶性蛋白质能增加药物的经皮吸收，其作用机制可能是增加皮肤角质层脂质的流动性。氨基酸的吸收促进作用受介质pH值的影响，在等电点时有最佳的促进效果。氨基酸衍生物，如二甲基氨基酸酯比Azone具有更强的吸收促进效果和较低的毒性和刺激性，其酯基的改变对吸收促进作用有很大影响。

与角质层类脂成分类似的磷脂等易渗入角质层而发挥吸收促进作用。以磷脂为主要成分制备成载药脂质体也可以增加许多药物的皮肤吸收。

第二节　促进透皮吸收的中药研究

挥发油又称精油，是存在于植物体内的一大类具有挥发性、可随水蒸气蒸馏、与水不相混溶的油状液体，已知我国有60科500余种植物含有挥发油。中药挥发油是一大类重要的有效成分，具有较强的药理活性，是透皮吸收促进剂（penetration enhancers，PE）的研究热点。与常用的化学促渗剂相比，中药挥发油不仅透皮吸收促进作用强、对皮肤的刺激性和毒性较低，而且还具有一定的治疗效果，能够与透皮吸收的药物产生协同作用。

目前中药挥发油的透皮吸收促进作用主要通过体外透皮实验进行评价，该实验需要应用离体皮肤进行药物渗透能力考察。但是，由于皮肤的屏障功能受动物种属差异、身体部位差异、脱毛处理、动物个体差异等诸多因素的影响，导致体外透皮吸收实验结果重现性很差。就皮肤的通透性而言，一般认为：兔＞大鼠＞豚鼠＞猪＞猴＞人，体外实验常用的大鼠皮肤的通透性是人皮肤的3~5倍，实验结果重现性不高并且结果不一定适用于人皮肤。更为重要的是，体外吸收评价结果往往会和在体透皮吸收的结果存在一定的差异。为了解决这一问题，人工皮肤膜技术应运而生。最新的研究表明，采用模拟皮肤脂质组成的磷脂对膜进行改性制备的人工皮肤膜，其与真实人皮肤体外透皮结果的相关系数达到了0.95，可以替代皮肤用于体外透皮性能评价。目前，已经有用人工的纤维素膜模拟皮肤进行挥发油促渗作用研究的报道。

中药挥发油成分复杂多样，根据挥发油的种类及活性成分的不同表现出多种促透机制，主要有四个方面。

❶ 增加细胞膜的流动性。挥发油可能通过影响皮肤表皮角质细胞膜的流动性，使细胞间流动性增加，从而降低皮肤的屏障作用，促进药物透皮吸收。

❷ 破坏角质层角质细胞间脂质的有序排列或直接抽提角质层脂质成分挥发油及其成分。可通过破坏脂质细胞的高度有序排列，增加其无序性，进而导致脂质流动性增加，降低皮肤对药物的屏障作用，利于药物透皮吸收。

❸ 与角质层的蛋白质相互作用，破坏其致密结构。挥发油及其成分可通过与角蛋白相互作用，诱导其构象发生变化，从而使得皮肤对药物的屏障作用降低。

❹ 其他机制。通过增加皮肤血流量，促进药物从皮肤表皮和真皮层到毛细血管的消除，如川芎挥发油；增加皮肤的储库作用，如益智仁挥发油。

一、解表药

🍃 羌活

羌活挥发油主要含 α-蒎烯、β-蒎烯等成分，具有抗炎、镇痛、解热作用，并能缓解脑垂体后叶素引起的心肌缺血和增加心肌营养性血流量。用改良的Franz扩散池进行透皮吸收实验，以紫外分光光度法测定士的宁，观察5%羌活挥发油对士的宁的体外促透作用。结果发现未加入与加入5%羌活挥发油相比，士的宁（9g/L）的24h平均累积渗透量分别为3.9547、5.5165g/L；12h平均透皮速率常数分别为0.1995、0.2716g/（cm^2·h）；增渗倍数为1.36。

🌿 细辛

细辛挥发油主要成分为甲基丁香油酚，具有解热、抗炎、镇静、抗惊厥作用。大剂量挥发油可使中枢神经系统先兴奋后抑制，显示一定不良反应。但作为透皮促进剂，通常加入量不超过8%，被认为在安全范围。有研究细辛挥发油对罗通定小鼠体外经皮渗透的影响，以氮酮为对照，结果发现5%细辛油的促透效果优于其他浓度，增渗倍数为1.37，且细辛油24h累积透过量明显高于5%氮酮组。

🌿 薄荷

薄荷挥发油中主要成分为薄荷醇、薄荷酮、异薄荷酮、薄荷脑、薄荷酯类等多种成分，易溶于水、醇、醚等溶剂中。

薄荷醇是目前研究较多的一类中药PE。外用能刺激神经末梢的冷感受器产生冷感，并反射性地造成深部组织血管的变化而起到消炎、止痛、止痒作用。薄荷醇还能显著促进亲水性和亲油性化合物的透皮吸收，对脂溶性化合物的体外透皮吸收促进作用强于水溶性化合物，并具有明显的贮库效应。

薄荷脑对对乙酰氨基酚、甲硝唑有明显的促透作用。在1%~25%范围内薄荷脑对奥沙普秦的促渗作用随浓度增大而增强。薄荷脑和氮酮合用可显著增加盐酸丁卡因凝胶的透皮吸收量，其累积释放量与时间呈线性关系。研究认为薄荷脑促对乙酰氨基酚的透皮吸收机制与改变表皮结构和皮肤超微结构密切相关，这也可能是薄荷脑促进药物透皮的作用机制。

🌿 荆芥、防风

荆芥挥发油的主要成分为胡薄荷酮、薄荷酮、D-柠檬烯，防风挥发油主要含己醛和辛醛。荆芥、防风均具有镇痛、抗炎等作用。有人用体外透皮扩散装置进行实验，发现荆芥和防风的挥发油均对布洛芬有促透作用，增渗倍数分别为1.29和3.00，为天然促渗剂的选择和应用提供了依据。

二、清热药

🌿 黄连

黄连含小檗碱、黄连碱、甲基黄连碱、掌叶防己碱、非洲防己碱、吐根碱等多种生物碱，并含黄柏酮、黄柏内酯等。有学者研究了从中药黄连中提取的小檗碱、黄连碱、巴马亭以及黄连的甲醇提取物对5-氟尿嘧啶透皮吸收的作用，发现它们均能有效地促进5-氟尿嘧啶的透皮吸收，增加极性药物在皮肤中的浓度，与表面活性剂一样具有增加皮肤渗透性的作用。

🌿 桉叶

含挥发油0.92%~2.89%，其主要成分是1,8-桉油素、蒎烯、香橙烯、枯醛、松香芹醇等。有研究者以尼莫地平为模型，对桉叶油和氮酮的促透作用进行了比较，结果表明，单用桉叶油的促渗作用明显强于氮酮，两者合用的促渗作用优于单独使用。不同浓度桉油对丙酸氯倍他索乳膏经皮渗透的促进作用研究显示：0.5%、1.0%、2.0%和5.0%浓度的桉油均显著促进丙酸氯倍他索乳膏的透皮吸收，随浓度增加，皮层量并不随之相应增加；表明桉油可加快丙酸氯倍他索乳膏经皮渗透速度，也能增加皮层中丙酸氯倍他索的量，但有饱和性。

三、化湿药

🌿 草果

草果挥发油含α-蒎烯和β-蒎烯、1,8-桉油素、对-聚伞花素等，另外还含淀粉、油脂及多种微量元素。有研究者应用改进的扩散小池考察草果挥发油对罗通定的体外经皮渗透的影响，以紫外分光光度法测定罗通定的含量，结果表明：草果挥发油罗通定溶液透皮吸收速率大于罗通定溶液透皮吸收速率，提示草果挥发油对罗通定的体外透皮速率在数值上有一定的增加。另有研究发现5%草果油对士的宁的促透效果最好。

🌿 茅苍术

茅苍术挥发油主要成分为苍术醇和茅术醇的混合结晶物。挥发油小剂量呈镇静作用，同时使脊髓反射亢进，大剂量则呈抑制作用。苍术挥发油可以促进布洛芬的经皮渗透作用，与不含挥发油相比其增渗倍数是2.36。

四、温里药

🌿 干姜

干姜挥发油中的主要成分为姜烯、姜醇、水芹烯、莰烯、柠檬醛、芳樟醇、姜辣素等。姜的乙醇提取液能直接兴奋心脏，对血管运动中枢有兴奋作用；干姜有镇呕、镇静、镇痛、祛风健胃、止咳等作用。采用改良Franz扩散池法，以HPLC法测定模型药物乌头碱的累积渗透量，结果证明7%的干姜挥发油能明显促进乌头碱的经皮渗透，促渗倍数为2.09，与氮酮的促渗倍数1.40相比，具有显著差异。另外，7%的干姜挥发油还能促进雪上一枝蒿总碱的经皮渗透。

🌿 高良姜

高良姜含挥发油0.5%~1.5%，油中主要成分为1,8 桉叶素、桂皮酸甲酯、丁香油酚、蒎烯、荜澄茄烯及辛辣成分高良姜酚等。研究发现高良姜油对5-氟尿嘧啶的促渗作用显著大于氮酮，对苯甲酸具有一定的促渗作用。

🌿 吴茱萸

吴茱萸所含挥发油的主要成分为吴茱萸烯、罗勒烯、吴茱萸内酯、吴茱萸内酯醇等，具有镇痛作用。研究发现吴茱萸挥发油对布洛芬经皮渗透有促进作用，增渗倍数为3.46，增渗显著。

🌿 丁香

丁香挥发油中主要成分为丁香油酚、乙酰丁香油酚、β-石竹烯等。丁香油及丁香油酚对致病性真菌有抑制作用。据文献报道，丁香挥发油、丁香油酚、丁香醇提物均可使5-氟脲嘧啶的经皮透过量增加，且前两者的作用较氮酮略强。此外，丁香挥发油对双氯芬酸钠也有明显的促透作用，且当其与氮酮合用时，对双氯芬酸钠的促透作用更显著。丁香油还能促进苯甲酸的透皮吸收。

荜澄茄

荜澄茄所含挥发油的主要成分为柠檬醛、甲基庚烯酮、柠檬烯、芳樟醇等，有镇静、镇痛、抗过敏的作用，对组织胺和乙酰胆碱喷雾引起的支气管平滑肌痉挛有明显的保护作用。体外对金黄色葡萄球菌及大肠杆菌、痢疾杆菌、伤寒杆菌等有抑制作用。7%荜澄茄挥发油可明显促进乌头碱的透皮吸收，促渗倍数大于3%氮酮组，具有显著差异。5%荜澄茄挥发油还能促进雪上一枝蒿总碱的经皮渗透，促渗效果较氮酮好。有研究者采用改良的Franz扩散池进行小鼠体外经皮渗透实验，以HPLC法测定罗通定的累积渗透量。结果表明5%、7%荜澄茄挥发油对罗通定均具有促渗作用，其中7%荜澄茄油对罗通定的促渗效果最好。

肉桂

肉桂含挥发油，称桂皮油或肉桂油，油中主要成分为桂皮醛、乙酸桂皮酯、乙酸苯丙酯等。桂皮油具有镇静、镇痛、解热、抗惊厥等作用，对革兰阳性及阴性菌均有抑制作用。肉桂油对苯甲酸具有一定的促渗作用，与乙醇、丙二醇合用，可使苯甲酸的累积渗透量增大，但渗透系数减小。肉桂挥发油还对苦杏仁苷具有促透作用，且比现在通用的二甲基亚砜和氮酮对苦杏仁苷的促透作用显著。

花椒

花椒果皮中挥发油的主要成分为柠檬烯，占总油量的25.10%，

1,8-桉叶素占21.98%，月桂烯占11.99%，还含有α-蒎烯、β-蒎烯、香烩烯、紫苏烯、芳樟醇、艾草脑等。研究发现花椒油对5-氟尿嘧啶的促渗作用与氮酮相当，值得进一步研究开发。

🌿 小茴香

小茴香含挥发油约3%~6%，主要成分为反式茴香脑、柠檬烯、葑酮、艾草脑、γ-松油烯、α-蒎烯、月桂烯等，少量的香桧烯、茴香脑、茴香醛等。研究发现小茴香油及主要成分茴香脑、茴香醛都可以显著提高5-氟尿嘧啶的透皮吸收系数。

五、理气药

🌿 云木香、沉香

有人研究了云木香、沉香挥发油对布洛芬的促透作用并进行比较。在离体鼠皮表面滴加0.5ml中药挥发油使之润湿，并保持充分接触12h，用吸水纸吸去剩余挥发油并以20%乙醇生理盐水洗净后于供给室与接收室分别加入2g/L布洛芬和20%乙醇生理盐水溶液，取液后进行HPLC测定。结果与不加促渗剂的样品比较，其增渗倍数分别为2.32、1.37，说明云木香和沉香挥发油对布洛芬的透皮吸收均有促进作用。

🌿 芦柑

芦柑挥发油可以增加巴布剂中胡椒碱的透过量，促透量为（6.01±0.37）$\mu g/cm^2$。

六、活血化瘀药

🌿 川芎

川芎含生物碱（如川芎嗪）、挥发油（主要为藁本内酯、香烩烯等）、酚类物质（如阿魏酸）、内脂素以及维生素A、叶酸、蔗糖、甾醇、脂肪油等。

研究发现川芎的醚提取物中藁本内酯、蛇床内酯、丁烯基呋内酯、新蛇床内酯均具有皮肤渗透作用；川芎的醚提取物、挥发油成分、甲醇提取物及0.4%的藁本内酯均能明显促进安息酸的透皮吸收，且这种作用与温度有关，在40℃时效果最佳，但对水溶性物质甘露醇的促进作用不明显。

川芎水提物对安息酸的透皮吸收几乎没有促进作用，提示川芎中的促渗成分主要为挥发油。川芎挥发油的在体皮肤促透作用具有浓度依赖性，15%剂量组较强，进入皮肤总药量、血药浓度分别较对照组增加1.98、2.21倍，而皮肤累积药量则为对照组的32%。川芎挥发油可能通过增加皮肤血流量促进药物从皮肤表皮和真皮层到毛细血管的消除，从而实现促透。

🌿 枫香脂

枫香脂主要含有挥发油，其中桂皮酸类约占6.4%，萜类约占84.4%，其他成分为9.2%。有研究发现枫香柚对双氯酚酸钠、甲硝唑、甲氧氯普胺、川芎嗪和沙丁胺醇的渗透系数均有增加，除沙丁胺醇外，对其他4种药物的透皮促进作用均优于氮酮，表明枫香油对药物透皮扩散有明显的促进作用。

温郁金

在体外透皮实验装置上进行透皮吸收实验，用HPLC法测定布洛芬，证明温郁金挥发油对布洛芬的增渗倍数为2.28。

七、化痰止咳平喘药

白芥子

白芥子含芥子油苷、白芥子苷，还含有脂肪油、芥子碱、芥子酶及数种氨基酸。以裸鼠皮肤为实验屏障，研究白芥子细粉、白芥子挥发油、白芥子脂肪油对黄芩苷的透皮吸收促进作用。结果表明白芥子细粉、白芥子挥发油、白芥子脂肪油均可促进黄芩苷的透皮吸收，其渗透速率常数为135.36、227.20、184.48。提示白芥子可以促进黄芩的透皮吸收。

八、开窍药

石菖蒲

石菖蒲含挥发油0.11%~0.42%，主要为β-细辛醚、α-细辛醚、细辛醚等，具有镇痛作用。据报道7%石菖蒲挥发油对模型药物乌头碱的渗透系数是无促渗剂的对照组的1.94倍，说明其能明显促进乌头碱的经皮渗透；而3%氮酮的增渗倍数为1.40，表明石菖蒲挥发油作为促渗剂对乌头碱的经皮渗透较公认的氮酮更佳。

🍂 冰片

冰片又称龙脑，为中医内、外科常用的药物。有报道，冰片在对志愿者前臂内侧皮肤苍白试验显示，龙脑能增加曲安奈德的生物利用度。对甲硝唑、氟尿嘧啶药物用离体蛇蜕皮做吸收试验，证明冰片能增加两药的透皮吸收量，浓度反应呈正相关，迟滞时间缩短。采用兔做透皮试验，经心内取血测定，冰片能明显地增加水杨酸的透皮吸收。冰片除了有经皮促透作用外，口服后其能透过血脑屏障进入脑内，并能使一些药物进入脑脊液的含量增加。这与医籍记载冰片能"回苏、开窍、芳香走窜、引药上行"的功能是相吻合的。

九、补虚药

🍂 当归

当归挥发油主要成分为藁本内酯、正丁烯内酯、当归酮、香荆芥酚等。有报道采用离体裸鼠皮肤，以阿魏酸为指标成分，应用Valia-Chien水平扩散池和HPLC检测法，考察当归挥发油对阿魏酸透皮吸收的影响。结果表明1%、2%、3%当归挥发油对阿魏酸的透皮吸收均有促透作用，其中以2%当归挥发油促透作用最强，并且强于同浓度的冰片。

当归挥发油经离体兔皮肤及婴儿皮肤透皮速率常数与浓度正相关，随浓度增加而提高。当归挥发油对尼莫地平有促透作用，其中1.0%当归挥发油促透作用最强，使尼莫地平在离体兔皮肤和婴儿皮肤的透皮速率常数分别提高了3.22和5.75倍。

🍃 甘草

甘草为中医常用药，从中分离出的甘草皂苷、甘草甜素、甘草次酸钠、甘草次酸二钾和琥珀酸甘草次酸二钠（GAHSNa$_2$），均有促进药物黏膜吸收的作用，其中以皂苷为最强，用量在1%以下。用GAHSNa$_2$配制的胰岛素制剂，通过小鼠鼻腔黏膜给药，15分钟后血中胰岛素免疫活性就可达最高水平，血糖水平降到1.4mmol/L。且甘草类促渗剂不刺激鼻黏膜，不使药物降解。有报道用其配制的眼用制剂，也有良好的促渗作用。

十、解毒杀虫燥湿止痒药

🍃 蛇床子

蛇床子挥发油主要成分为左旋蒎烯、莰烯、异缬草酸龙脑脂等。蛇床子有杀灭阴道滴虫的作用。蛇床子挥发油、冰片、薄荷醇单独应用时对甲硝唑经皮渗透均有促进作用，增渗倍数分别为2.21、2.19、2.66；当蛇床子挥发油与冰片或薄荷醇合用时，促透效应比单用蛇床子挥发油时显著增强。蛇床子挥发油和冰片合用时储库效应显著增加。蛇床子挥发油对双氯芬酸钠有良好的促透作用，但其与油酸无协同作用。

🍃 樟脑

樟脑为一种双环萜酮物质。用两室扩散池体外透皮实验装置研究樟脑对水杨酸和5-氟尿嘧啶透皮吸收的影响。结果表明，含3%樟脑或3%氮酮的1.0%水杨酸水溶液24h透皮吸收率分别为36.4%±4.3%和

38.4%±4.4%，不含助渗剂的对照组24h透皮吸收率为22.4%±2.2%；含3%樟脑或3%氮酮的0.5% 5-氟尿嘧啶醇溶液24h透皮吸收率分别为37.6%±4.3%和45.6%±2.7%，不含助渗剂的对照组24h透皮吸收率为20.7%±4.4%。提示樟脑对水杨酸和5-氟尿嘧啶有促皮渗透作用。

🍃 急性子

急性子含凤仙甾醇、帕灵锐酸、皂甙、脂肪油、多糖、蛋白质、氨基酸、挥发油，以及槲皮素的多糖甙和山柰酚的衍生物等黄酮类。研究发现30%和40%急性子的75%乙醇溶液提取液具有促进对乙酰氨基酚的透皮吸收作用。

第三章　促中药渗透新技术

第一节　超声波透皮给药系统

一、超声治疗仪及相应装置

在物理学中，人们把频率为$2 \times 10^4 \sim 2 \times 10^9$Hz的声波称为超声波。现阶段，超声波在医学上主要应用于超声诊断和超声治疗。当超声波作为一种能量形式，以一定剂量辐照人体病变部位而达到某种治疗的目的时，即谓之超声治疗。

超声治疗仪主要由超声发生器和声头（转换器）两部分构成。超声发生器实质上是一个功率信号发生器，它产生一定频率的信号，这个信号可以是正弦信号，也可以是脉冲信号。由信号发生器产生的频率信号经过功率放大器后需要经过阻抗匹配，使得输出的阻抗与转换器相符，推动转换器将电信号转换为机械振动。

比较完善的超声波发生器还应有反馈环节，主要提供输出功率及频率跟踪信号。当发生器的供电电源（电压）发生变化时，发生器的输出功率也会发生变化，通过输出功率反馈信号相应调整功率放大器，使得功率放大稳定。频率跟踪信号可以控制信号发生器，使信号发生器的频率在一定范围内跟踪转换器的谐振频率点，使得发生器工作在最佳状态。

超声波治疗机的面板上装有电源开关、输出强度调节器、输出指示仪表，有的还带有计时器、调制脉冲装置、水冷装置等。

以输出方式划分，超声治疗仪有多种类型，有连续输出型、脉冲输出型、连续脉冲输出型。连续超声的射束呈不间断的连续发射，超声温热效应显著。脉冲超射束呈规律地间断发射，第一脉冲持续时间与其间歇时间相比，相对较短，因此可显著减少温热效应。脉冲超声每秒脉冲出现的次数称为脉冲频率，两个脉冲起点相距时间称为脉冲周期。每一脉冲持续时间与脉冲周期之比称为脉冲通断比。超声治疗仪频率也不尽相同，通常区分为三种类型：①高频率常规超声疗法（0.4~3MHz）；②低频类超声疗法（20~80kHz）；③效应超声疗法（20~40kHz）。

因为超声波在空气中会发生全反射，为了将超声能传递到身体，在传感器和机体间需要加一接触介质，即耦合剂。接触介质的选择应优先考虑其声阻接近人体组织者，以便减少接触介质与皮肤界面间的反射消耗。常用的有以下几种：①水，对超声吸收很少，但黏滞性小，不易在体表存留。②蓖麻油，与人体软组织声阻较接近，但太黏稠，不便操作和清洗。③液体石蜡，易清洗，但超声能量消耗较大。④甘油，黏滞性和超声能量的消耗皆大于液体石蜡。⑤凡士林，黏滞性大，声阻较大，使用时易在其中积聚热量。此外，还有液体凝胶、5%单硬脂酸铝、按不同用途配制的各种乳剂（如用等量的油、水、胶制成）、溶胶（如用羧甲基纤维素钠50g、甘油50g、羟苯甲酯1g，加蒸馏水至1000ml配成）。硅被视为除水、矿物油、凝胶外的第四种耦合剂。通过测量驻波比确定耦合剂与声头之间的近场阻抗匹配度表明，在矿物油和水中，声头的声阻抗匹配差，功率衰减大。在硅和凝胶中，功率衰减低，阻抗匹配较佳，认为硅具有柔韧性，最适宜人体凹凸不平及不易接近的部位。当然，硅不及水、矿物油、凝胶的传递效率高，但它作为一种耦合剂足以传递充分的能量。

二、超声波理论

超声波是指频率在20kHz以上，不能引起正常人听觉反应的机械振动波。超声波与声波本质相同，都是物体的机械振动在弹性介质中传播所形成的机械振动波。

声波是物质传播能量的一种形式，其传播必须依赖介质。超声波在向周围介质传播时，产生一种疏密的波形。这种连续的压缩层和稀疏层交替形成的弹性波和声源振荡的方向一致，是一种弹性纵波。超声波的波长较短，可以聚集成狭小的发射线束而成束状直线播散，所以超声波的传播具有一定的方向性。

声波的传播速度与介质的特性有关。声波在空气中的传播速度为340m/s，在液体中为1500m/s，在固体中为5000m/s，人类软组织与液体中相似，平均为1540m/s。声波的传播速度随介质温度的上升而加快，气温增高1℃，声速增加0.6m/s。

超声在介质中传播时，其强度随传播距离而减弱，这种现象称为超声衰减。造成衰减的主要原因是介质对超声能量的吸收。超声在气体中被吸收程度最大，液体中被吸收较小，固体中吸收最小，且介质的吸收系数又与超声波频率的平方成正比。因此，超声频率愈高介质吸收愈多，穿透愈浅，高频超声在空气中衰减异常剧烈，所以在治疗中声头下虽是极小的空气泡，也应尽量避免。

超声波由一种介质传播至另一种介质时，声波将在交界面处一部分反射回第一种介质（反射），其余透过交界面进入第二种介质，但会发生传播方向的偏转（折射）。声头与空气间反射接近100%，所以超声治疗时需要用使用耦合剂，以减少反射。实验表明，由声头进入组织的超声波能量只有35%-40%，而60%-65%被反射。

超声波在介质中传播的空间范围，即介质受到超声振动能作用的区域叫超声声场。转换器发出的声束，在接近声头的一段几乎为平行的射束，称之为近场区。其后射束开始扩散，称之为远场区。为了克服能量分布的不均匀性，在治疗时应把声头放在治疗部位缓慢移动。当患者接受超声治疗仪输出的超声辐照时，超声波对人体组织产生的生物效应，严格地讲应决定于所有超声声场参数的时空分布情况，如声压、质点振动位移、速度及加速度等，但通常使用较多的是声压和声强。

声压即声能的压力，代表超声波的强度。超声传播时在稠密区产生正压，在稀疏区产生负压。超声波由于其频率甚高，因而声压亦大。中等治疗剂量的超声波在组织中产生的附加声压约为2.6个大气压。

声强为单位时间内声能的强度，即在每秒内垂直通过每平方厘米面积的声能。常用测量单位是W/cm^2。临床常用治疗剂量为$0.1\sim2.5W/cm^2$。超声波在介质中传播时，它的巨大能量会使介质质点产生很大的加速度。

三、超声波的透皮给药机制

超声波用于体外经皮给药促渗的研究，早在19世纪50年代初开始，早期研究多集中于高频超声波的研究。而在1995年，超声波将胰岛素成功透入体内后，超声促渗研究成为热点。

有关超声波促进药物透皮吸收的报道很多，但机制并不十分清楚。目前研究的结果表明超声波的促透作用可能与机械作用、热效应、空化作用及声致微流作用有关。

❶ **机械作用**：是超声波的一种基本的原发的作用。超声波在介质内传播过程中介质质点交替压缩和伸张形成交变声压，可使介质质点受到交变压力及获得巨大加速度而剧烈运动，这种作用可引起较强的细胞浆运动，诱发细胞功能的改变。从而改善血液和淋巴循环，增加细胞膜的弥散过程，增强药物的渗透。

❷ **热效应**：超声波能够引起辐射部位组织的温度升高，血管扩张，血流加快，皮肤毛孔、汗腺导管口径扩大，从而促进药物转运。同时，超声波能传递到较深部组织，产生高热现象，加快血流，增加药物的溶解度。皮肤表面温度升高有助于药物的经皮吸收，如有报道皮肤温度每升高10℃，雌二醇经皮渗透性提高2倍。但用超声导入雌二醇时，温度仅升高7℃，渗透系数却增加了13倍，由此亦说明热效应可能不是促皮吸收的主要机制。

❸ **空化作用**：超声波在液体中传播时出现稀疏密集状态。在密集状态下，液体受到正压力，在稀疏状态下液体受到拉力即负压力。在拉力集中的地方，特别是在液体有气泡时及壁液交界面上发生破裂现象，液体中形成空腔称为空化现象。液体中一般都含有一定的气体，或是处于溶解状态，或是作为极小的气泡附着于固体表面。在稀疏状态时，气泡增长，并吸收更多的液体中分解出来的气体，而当再压缩时，气泡不断缩小。在此过程中，液体质点的运动与逐渐缩小的气泡半径成反比。如果这一快速运动在气泡闭合时突然停止，则集中在微小容积内的动能就要释放出来。这时，从闭合空泡的中心向外会

传播一个球形冲击波，每秒钟内几百万个空化泡同时爆裂，可以产生强大的冲击力，足以使得角质层脂质双分子层无序化，大量的水进入无序化的脂质区域形成水性通道，药物通过这些通道的扩散要比正常脂质通道快得多。有人用电镜观察到，皮肤角质层内存在可能由于空化效应引起的明显空隙，大小约为4um，许多文献实验支持这一假说，认为空化作用是超声波透皮给药的主要机制。

❹ 声致微流作用：多孔介质暴露在超声波场中，会使周围微粒和液体产生的液体微流，称为声致微流。超声波空化作用也能产生声致微流。声致微流作用能够促进药物的转运，特别是通过毛囊和汗腺的转运；声致微流作用产生的切变应力能够破坏皮肤屏障，增加皮肤的通透性。

四、超声波透皮给药的影响因素

影响超声波经皮给药的因素很多也很复杂，目前尚没有一个准确的结论。可能的影响因素有以下几个方面：

（一）频率

超声导入法应用的超声频率一般为20kHz~10MHz，但低频超声波（<100kHz）的经皮促透作用远远大于高频超声波。在特定的强度下，促透效果随着频率的增大而减小，这种依赖超声频率的促透效果，取决于空化作用，而空化泡的数量和大小与超声波的频率成反比。

（二）能量密度

超声波强度与超声波能的吸收有关，强度越大，吸收越多，对皮肤的影响越大。需注意的是，并不是强度越大越好，当强度越高，皮肤温度升高显著，势必会对皮肤产生损伤。因此，超声强度的选择应以能产生最大促透效果，同时不至于过分升高皮肤温度而产生损伤为准，一般选择范围为 $0\sim3W/cm^2$。当超声的强度在 $0.1W/cm^2$ 以下时，不引起明显的生物效应。目前超声诊断用的平均功率多在 $0.01W/cm^2$ 以下，对人体是无害的。当超声强度在 $0.1W/cm^2$ 以上时，会引起人体组织发生功能性和器质性变化，由此而产生治疗作用。器质性的改变又分为可逆性的和非可逆性的，一般认为 $3W/cm^2$ 以上的超声强度对某些组织即可产生非可逆性的器质变化。

（三）药物的性质

超声波更易促进亲水性和小分子量药物的渗透，而对脂溶性、分子量大的药物，作用相对较小。

（四）其他因素

1 > 应用程序

当选用脉冲方式时，可减少皮肤致热，增加超声波辐射时间和强度。

2 > 耦合剂

为了将超声能传递到身体，在传感器和皮肤间需要加一耦合剂。良好的耦合剂应具有与水相似的吸收系数，无刺激性，无染色性，干燥缓慢，在体温时应保持糊状或凝胶状以保证传感器与皮肤接触良好。耦合剂可作为药物载体，将药物制成软膏作为耦合剂。耦合剂的用量应优化。

3 〉 个体差异及治疗部位

患病年龄、性别、皮损部位的厚度及肤质差异、作用的皮肤位置，都会导致超声促渗效果的不同。

第二节　纳晶微针经皮给药系统

微针辅助药物经皮给药系统（micro-needle assisted transdermal drug delivery system，MN-assisted TDDS）是指利用微针对皮肤进行预处理，微针穿透角质层形成微孔通道，然后给予经皮给药，使药物通过微孔通道渗透进入皮肤的给药方式。纳晶微针是采用纳米级晶体材料做成的微针。接下来，对纳晶微针经皮给药系统进行详细介绍。

一、纳晶微针材料概述

纳晶，即纳米晶体，是具有1~1000nm范围内的任何晶体物质，包括小颗粒多晶物质、纳米组装的平面、聚合物胶束和纳米颗粒。纳晶材料的用途十分广泛，除药物递送外，还可作为超级电容器、传感器和催化剂等。随着20世纪90年代微纳米加工技术的发展，微针逐渐应用在医药治疗领域。先后开发出了金属微针（主要材料有不锈钢、钛合金、镍、钯等）、硅及二氧化硅微针、玻璃微针、聚合物微针等多种不同材料的微针。

在临床应用中，根据中心是否有微型通道，可将微针分为实心微针和空心微针。实心微针按给药方式不同又可分为可溶性载药微针、不可溶性药物涂层微针、组织预处理微针。我们在皮肤科常用的微针为皮肤表面预处理微针。微针作用于人体皮肤后，皮肤表面的角质层会被穿透而形成微通道，以此来促进药物渗透到真皮内，增加药物的透皮吸收。由于纳晶微针的直径比较小，只有纳米级别大小，其穿透角质层的过程创伤较小，不会产生疼痛和流血。近年来，纳晶微针作为新的透皮药物递送系统，被广泛应用于黄褐斑、白癜风等色素异常性皮肤病，以及脱发、带状疱疹后遗神经痛等皮肤科常见病。

二、纳晶微针经皮给药的机制

皮肤是人体面积最大的保护器官，由表皮、真皮、皮下组织以及皮肤附属器组成。人体皮肤可通过最外层的角质层阻挡外来物质的侵袭。角质层的厚度为10~40μm，主要由4~8层死亡的扁平无核细胞构成，在对人体具有保护作用的同时，也是皮肤抵抗药物渗透的主要屏障。表皮层平均厚约200μm，其下方为真皮层。表皮层不存在血管，仅有少量神经；大量的血管和神经主要存在于真皮层。

纳晶微针在进行给药时，用微针刺穿皮肤的角质层并拔出后，在皮肤表面上形成纳米级微孔，从而为药物的递送打开了一条由角质层到表皮层下部甚至真皮层上部的通道。然后，将药物制剂敷在微孔上，使得药物活性分子到达表皮层或上部真皮层，最终被毛细血管吸收，对病灶部位起到治疗的作用。微针的经皮给药机制如（图1-2-1）所示。

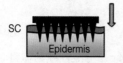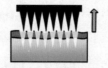

图 1-2-1　皮肤预处理纳晶微针作用机制示意图

当长度小于200um的微针插入皮肤时，能穿过表皮层但不足以进入真皮层，不触及血管和神经，因此不会给患者带来不适的感觉。通过微针作用于皮肤在表皮层形成微孔通道，再于微针作用部位进行经皮给药，药物能够从形成的孔道中进入皮肤，实现对药物的渗透促进作用。

三、影响纳晶微针给药透皮吸收的因素

（一）纳晶微针的高度和密度

当微针的长度足够刺穿皮肤时，刺入深度不是透皮速率的决定因素，但如果微针长度过短而未能刺穿皮肤，则不能提高透皮给药速率。此外，较低的密度的微针能够更有效地促进药物的经皮渗透。

（二）纳晶微针预处理时间

随着纳晶微针处理皮肤时间的延长，药物的渗透速率明显增加。

（三）药物的性质

纳晶微针给药透皮吸收与药物浓度、药物亲脂性和药物分子量密切相关。随着药物浓度升高，经皮渗透量逐渐增大。透皮给药的主要障碍是角质层，是一种亲脂屏障，更利于脂溶性药物的吸收。此外，

生物大分子药物的分子量与经皮渗透速率成反比。低分子量的药物具有较大的扩散系数，更容易扩散到皮肤。通过微针预处理之后，能够增强大多数小分子药物的经表皮渗透。

（四）皮肤的性质

受毛囊、汗腺、皮脂腺等皮肤附属器及角质层厚度的影响，不同部位的皮肤，其透皮吸收的药物量有所不同。

第三节　中药雾化系统

一、概述

中药雾化系统是对传统中医"药物熏蒸（洗）疗法"的创新与发展。它以中医理论为指导，将传统中医"药物熏蒸（洗）疗法"与现代新型给药技术有机结合，开创了现代中医外治的新途径，是一种蓬勃发展的促中药经皮渗透新技术。

中药雾化系统是通过高压气体与药液在机器治疗终端混合打散成液体，形成平均颗粒直径为几微米的液滴，再通过高压将药液以恒定的速度通过皮肤各层进入人体循环，产生全身或局部的治疗作用。

根据治疗目的和作用方式的不同，雾化中药制剂既可以"直达病所"，在皮肤局部发挥作用，也可以"内病外治"，吸收进入心脏甚至肿瘤病灶等靶向组织产生治疗作用。因此，中药雾化系统可以避免肝脏的首过效应，具有控制给药速度和方式，提高药物疗效，减少用药剂量及毒副作用，从而达到高效低毒的优势。

随着现代透皮给药方法的进展和人们健康观的改变，中药经皮雾化治疗已广泛应用于许多疾病治疗领域，如皮肤科、骨伤科、风湿科疾病，泌尿系统、呼吸系统、消化系统疾病及肿瘤病等，在临床上均取得了较好的治疗效果，并得到了进一步发展，使得中药雾化系统的理论体系日益完善，技术应用与创新也不断成熟与突破。

二、作用机制

（一）中医学作用机制

中药雾化系统以中医整体观念和辨证论治为指导，其基本原理基于《内经》中"从内之外者，调其内；从外之内者，治其外；从内之外而盛于外，先调其内而后治其外；从外之内而盛于内者，先治其外，而后调其内；中外不相及，则治主病"之旨。外治之理同于内治，正如《理瀹骈文》曰："外治之理，即内治之理，外治之药，亦即内治之药，所异者法耳。"内治与外治，方式方法虽不相同，但其能防治疾病的作用原理是一样的，方法虽异，其理则一。

中药雾化系统将传统中医熏洗（蒸）与现代透皮技术相结合，借助温度、湿度、压力、药性的协同作用，将雾化的药液分子在压力作用下迅速向全身或局部喷射，通过皮肤、穴位和孔窍等部位直接吸收，彻到肉理之中，又因皮肤内连脏腑，经脉相通，也可将药物之气味透过皮肤，直入经脉，传于脏腑，输布周身，融于津液之中，内外相贯，相互协调，直达病所，以疏通经络，调和气血，平衡阴阳，从而治疗疾病，促进机体功能的恢复。其作用机制可分为整体作用和局部作用两大方面。

1 > 整体作用

药物透过皮肤、穴位和孔窍等部位直接吸收，通过经络传导，而输布全身，发挥其治疗作用。临床上由于病证的不同，用药选择的差异，其药物治疗不完全相同，其基本作用在于通经活络，调和气血，平衡阴阳。

2 > 局部作用

针对体表局部病灶发挥治疗作用是中医雾化给药治疗的优势。由于中药直接作用于局部组织，使局部组织的药物浓度大大提高，从而有利于局部病变的消退，根据传统中药治疗理论，中药雾化给药局部作用的主要机制可概括为以下几个方面：

①**清热解毒，消肿定痛**：针对局部感染性疾病初期，患处局部红肿热痛明显，热毒壅盛，气血瘀滞，肿势局限未成脓、破溃者，可采用清热解毒药物，利用局部雾化给药的方法，疏通腠理，调通血脉，解毒消肿，祛瘀止痛，促使局部红肿消散。《证治准绳》云："淋洗之功，痈疽初发，则宣拔邪气，可使消退。"

②**活血祛瘀，通络止痛**：针对局部关节肿胀、疼痛等瘀血聚集，经络闭阻类疾病，可采用活血通络、祛瘀止痛的方药，如桃红四物汤、活血止痛汤等，趁热对皮损处雾化，能有效促进局部瘀血散结、经络疏通，达到消肿散瘀止痛的功效。

③**祛风止痒、燥湿杀虫：**"热微则痒"，痒一般由风、湿、热、虫之邪客于皮肤肌表，引起皮肉之间的气血不和；或血虚风燥，皮肤失于濡养，内生虚热所致。针对皮炎、湿疹等各种瘙痒性皮肤疾病，可采用祛风、杀虫、燥湿、止痒的方药局部雾化给药，能有效缓解皮肤瘙痒、灼热等症状。

（二）西医学作用机制

从西医学的观念来看，中药雾化系统能够通过以下途径来发挥治疗作用。

❯ 皮肤穿透吸收作用

人体的皮肤既是人体防御外邪侵袭的屏障，又是与外界进行交换的器官，它具有分泌与排泄、渗透与吸收的功能。中药雾化系统就是利用皮肤的这一生理特性而产生作用的。

雾化中药药物经皮吸收主要有两种途径，一种是直接透过表皮角质层和活性表皮进入真皮，被丰富的毛细血管吸收进入体循环，即通过体表途径，这是经皮吸收的主要途径。另一种途径是通过皮肤附属器，即通过毛囊、皮脂腺和汗腺的吸收。药物在皮肤各层的滞留和吸收是发挥其局部和全身作用的根本，而中药所含有效成分的渗透吸收则是疗效发挥的物质基础。

雾化药物液分子直接穿透角质层（包括细胞内、细胞间扩散）和表皮层转运吸收，渗透进入人体，通过血液循环遍布机体，加快了药物的利用度，使药物吸收匀速、扩散稳定、剂量均匀递增、浓度相对恒定，最终深入腠理、脏腑发挥疗效。

2 > 药物与物理双重刺激作用

中药雾化系统是药物与物理双重作用融合为一体而产生的效果。其一，按病、证配用不同组方的药物，含有中药特有的活性成分，如生物碱、苷类、多种氨基酸、鞣质和多种人体必需的微量元素、植物抗生素以及具有浓烈芳香气味的物质，如酮、醛、醇等挥发性油状物质。其二，中药雾化气体的湿热作用，增加了皮肤的湿度，刺激了毛孔开放，同时通过高压可进一步加速药物的渗透吸收。

所以中药雾化系统是利用有一定刺激性的药物，通过湿热、压力的物理作用，对局部或全身皮肤进行刺激，使毛细血管扩张，微循环改善，加速新陈代谢，提高组织修复能力，促使代谢产物的吸收或随温热所致的汗液排出体外，使疼痛、肿胀等症状较快改善或消除。

3 > 神经体液系统的刺激效应

体表具有丰富的神经和静脉网络，通过药物对体表局部或全身的雾化，可使局部血管扩张、皮肤充血、血流量增加，促进血液及淋巴液循环；且可通过皮肤角质、毛囊、皮脂腺及汗腺等途径进入血流，加快药物的运转和利用。另外，通过躯体-内脏反射作用，药物产生的刺激冲动，可由感觉神经传至脊髓前根至自主神经节交换神经元，再传至内脏引起反应，通过神经体液系统调节神经、内分泌、免疫系统、刺激效应而发挥治疗效应，从而改善组织器官的功能活动，促进机体的恢复。

三、影响中药雾化给药的机制

（一）中医理论

中药雾化属于外治法，外治与内治虽然施治方法不同，但所依据的基础理论是统一的。因此选方用药要符合内治之理，以中医理论为指导，遵循辨证论治的原则。"外治必如内治法，必求其本，本者何？明阴阳，识脏腑……虽治在外，无殊治在内也。"所以，对于中药雾化的选方用药，也要讲究辨证论治，按照中医学的理论在辨证论治的基础上选法择药，才能取得预期疗效。

（二）药物选择

外治之药亦即内治之药，然同一味药，内服要炮制，外治却需生用。吴师机云："膏中用药味，必得气味俱厚者，方能得力，虽苍术半夏之燥，入油则化，甘遂、牵牛、巴豆、草乌、南星、木鳖之毒，又炒用蒸用，皆不如生用，勉强凑用，不如竟换用。"因此，对于应用于雾化的药物，可选取生、猛、气味俱厚之品。重金属和矿石类药如轻粉、朱砂、雄黄、白矾、硫黄等物，虽有毒，但穿透性强，易于皮肤吸收，可适当配伍。而麝香、冰片、丁香、肉桂等品，芳香走窜可增强皮肤渗透吸收的能力，可经常选用，但定当从严掌握，短暂使用。

（三）三因制宜

人类与自然相互联系，自然的千变万化、寒暑交替可时刻影响人体的生理、病理，人体自身又有禀赋、体质、年龄、性别差异及生活习惯的不同。因此运用中药雾化疗法必须因人、因时、因地制宜。如小儿皮肤娇嫩，角质层薄，药物易于吸收，故刺激性强的药物需慎用，而老人体质虽虚，但皮肤苍老，角质层较厚，不利于药物吸收，故中药雾化时间可适当延长。又如，同一疾病在不同季节，选药时亦当有所区别，春夏可加石膏，秋冬可加细辛、桂枝。而地域不同，选药也应不同，必须结合当地气候特点，如西北严寒，宜重用辛温解表之品，东南温热，则宜用辛温轻剂，以免伤正。

（四）雾化操作方式

在中药雾化过程中，要选择适宜的温度、湿度和压力。药液的温度不可太高，以免烫伤皮肤，也不可过冷，使毛孔闭合，毛细血管难以扩张而影响疗效。而适宜的湿度有利于增强皮肤的吸收渗透效果，如雾化气体中所含有的水分子过少，密度过低，皮肤表面难以保持长久湿润，致使雾化的中药离子难以快速穿过表皮层渗透进入人体，影响治疗效果。同样，适度的压力有利于雾化分子快速穿透皮肤，应当根据患者的耐受度调节相应的压力，避免压力过大损伤皮肤，或压力过小而影响雾化分子穿透皮肤的速率。

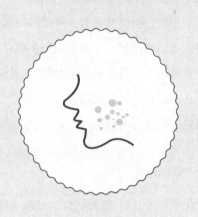

2

技
法
篇

第一节　中药经皮给药制剂

一、概述

中药经皮给药制剂是指采用适宜的方法将中药制成专供外用的剂型，通过皮肤经毛细血管吸收进入体循环或作用于皮肤局部产生药效，从而达到相应的治疗目的。在传统中药应用中，经皮给药是除口服外最常用的给药途径，可避免首过效应，给药方便，需要浓度更加平稳，安全性高。近年来经皮给药制剂以其毒副作用小、长效、方便等独特优势吸引着众多国内外制剂学专家的关注，并成为当今国际制药学的研究热点之一。

中药经皮给药制剂虽优势较多，但由于皮肤屏障的阻滞作用，一些药物难以透过皮肤，致使吸收不佳，不能达到理想治疗效果，因此，改善中药经皮给药制剂的吸收是亟待解决的关键科学问题。而一个传统而又行之有效的方法就是在经皮给药制剂中添加适宜的促渗剂。为了克服皮肤屏障的阻滞作用，增强中药经皮给药制剂的疗效，医药工作者们越来越注重促渗技术的研发，促渗剂逐渐成为中药经皮给药制剂的重要组成部分。

目前中药经皮给药制剂中最常用的促透剂分为化学合成促渗剂和天然透皮吸收促渗剂两大类。化学合成促渗剂包括氮酮类、亚砜及其类似物、吡咯烷酮类、乙醇、表面活性剂类、脂肪酸类等；天然透皮吸收促渗剂包括薄荷醇、精油、冰片、中药挥发油类等。

二、软膏

软膏剂是指将药物加入适宜基质中，制成易于涂布于皮肤创面的外用半固体制剂。中药软膏早在战国时代已有记载，如"膏臊""豕膏"等。由于软膏有较好的附着性、涂展性，使用携带方便等优点，在皮肤科、骨伤科、眼耳鼻科等学科中被广泛应用。特别是近年来，借助国内外高科技、新材料、新工艺制出不少新的中药软膏品种，如马应龙麝香痔疮膏等，在国内国际上都具有相当的市场竞争力。

中药软膏剂中以原药材粉末用麻油，蜂蜡为基质制成的，约占软膏剂中的86%；以药材粉末，部分药物水醇法提制成浸膏加凡士林、羊毛脂为基质的占12%；完全提取有效部位或成分的仅占2%左右。中药软膏成分复杂，为保证其中药有效成分能有效地透过皮肤，在软膏中加入促渗剂成为很多软膏制剂的选择。

在中药软膏剂中被广泛应用的促渗剂包括氮酮、二甲基亚砜、丙二醇、冰片等。氮酮是1976年由Nelson研究开发公司开发的产品，由于其副作用小，应用最为广泛。氮酮对亲水性药物的促渗作用大于对亲脂性药物的促渗作用。氮酮可以渗入皮肤角质层，降低细胞间脂质排列的有序性；脱去细胞间脂质形成孔道；增加角质层含水量；降低角质层的相转变温度。氮酮产生最佳促渗作用的浓度在2%~6%之间，因药而异。二甲基亚砜是使用最早的经皮渗透促进剂之一，其促渗性质可能与其溶剂性有关，能使皮肤角质细胞内蛋白质变性，破坏角质层细胞间脂质的有序排列，脱去角质层脂质、脂蛋白，而增强药物的渗透作用。丙二醇、冰片的促渗作用均主要发生在角质层。有文献表明，有些促渗剂单独使用效果欠佳，常联合使用两种以上渗透促进剂可发挥协同促渗作用，从而减少促渗剂的用量，降低毒性反应，有利于中药软膏制剂有效成分的整体吸收。

中药软膏剂中促渗剂的应用以最广为知晓的马应龙痔疮膏为例，该软膏中成分之一即为冰片，功效为清热燥湿，活血消肿，去腐生肌，临床应用广泛。另江苏省中医院自制外用药膏，如加味黄芩油膏中亦含冰片，其功效为清热解毒、杀虫止痒，临床常用于亚急性、慢性湿疹等。

三、洗剂

中药洗剂是指按照组方原则，将各种不同的药物先研成细末，然后与水溶液混合在一起而成。因加入的粉剂多系不溶性，故一般呈混悬状，用时须加以振荡，故也称混合震荡剂或振荡洗剂。

促渗剂中用于中药洗剂的品种主要有二甲基亚砜、丙二醇、薄荷脑。二甲基亚砜（DMSO）在药剂学中被称为"万能溶剂"，无色、无味并具较强吸湿性，广泛应用于透皮吸收中。丙二醇是60年代提出透皮吸收后最早使用的促透剂之一，其作用机制是可以增加药物在角质层中的溶解度，提高药物对皮肤的渗透性。薄荷脑又称薄荷醇，学名为5-甲基-2-异丙基-环己醇，是唇形科植物薄荷挥发油中的主要成分。目前认为薄荷脑促渗机制可能是通过改变皮肤角质层的有序致密结构，改变角质层的微观结构，破坏角质层间的氢键网络，使表皮结构变得疏松而降低皮肤的屏障作用；也可能是破坏角质层中细胞的脂质屏障，增加药物从水溶性基质向角质层的分配。

促渗剂加入中药洗剂常可见于临床，江苏省中医院自制皮炎灵液中含薄荷脑、乙醇，其功效为抗菌、消炎、止痒，临床常用于治疗痱子及皮肤瘙痒。

四、酊剂

酊剂是指将不同的药物浸泡于乙醇溶液内，最后取其药液，即为酊剂。酊剂含有乙醇，乙醇无毒且易挥发，可迅速透过皮肤，其稳态流量约为1mg/（cm^2·h）。实验表明，乙醇可能通过几个方面来加强药物的渗透：①作为溶媒，乙醇可增加药物在载体中的溶解度；②乙醇透过角质层的同时，改变了皮肤的特性，从而提高了药物在这层膜中的分配；③乙醇可引起皮肤屏障特性改变；④乙醇可引起角质层脂类的减少，从而延长药物作用时间，可间接增加药物的透皮量。此外，酊剂中也常常加入薄荷脑、冰片等促渗剂以加强疗效。

中药酊剂在临床中应用非常广泛。以复方醋酸氟轻松酊为例，其含冰片，主治神经性皮炎，慢性湿疹，皮肤淀粉样变等。江苏省中医院自制的白屑风酊含薄荷脑，其功效为燥湿杀虫、收敛止痒，主要用于头部脂溢性皮炎、头屑多或湿疹类皮肤病；止痒酊含薄荷脑、冰片，主治杀虫止痒，可用于各种瘙痒性皮肤病、蚊虫叮咬。

五、凝胶膏剂

凝胶膏剂是一种外用贴膏剂，系指提取物、饮片细粉或化学药物与适宜的亲水性基质混匀后，涂布于背衬材料上制成的贴膏剂。凝胶膏剂具有载药量大，贴敷性和保湿性好，对皮肤无过敏与刺激性，给药剂量可控，可反复揭贴，生产过程中对环境无污染等诸多优点，符合中药多组分、大剂量的用药特点，是当前复方中药经皮给药新剂型研究热点之一。

中药凝胶膏剂多为复方，所含药物的化学物理性质比较复杂，应选择适当的促渗剂，常用的促渗剂有中药挥发油、丙二醇、油酸、冰片、薄荷脑、氮酮等。中药挥发油是中药中一类具有挥发性、可随水蒸气蒸馏得到的油状液体，也是目前公认的一大类性质优良的促渗剂，具有透皮促渗作用强、皮肤毒性小，具有一定的药理活性，能够与被促渗的药物产生协同作用等优势。研究显示，常用的135种中药中有34种中药挥发油被作为促渗剂应用，其中21种中药挥发油有含2种以上透皮促渗作用化学成分的报道。中药挥发油的促渗机制复杂多样，目前主要认为与以下4个方面有关：①改变皮肤角质层细胞排列；②影响皮肤角质层的水合；③影响细胞膜磷脂；④增加皮肤血流。但由于中药挥发油的不同加入方式，其制剂稳定性不同，同时会产生不一样的促渗结果，其相关的机制还有待进一步的研究。

中药凝胶制剂在临床中应用较多，常用的中药凝胶膏剂处方如止痛凝胶贴膏剂中含有多种挥发油的成分。

第二节　超声波透皮给药系统

一、操作规程

（一）治疗前准备

❶ 与患者充分沟通，告知治疗时可能出现的即刻反应及不良反应，治疗后的注意事项及下次治疗时间，并签订知情同意书。

❷ 选择便于操作的体位，安抚患者，保持放松，患处局部用生

理盐水清洁。

（二）操作方法

❶ 将治疗药物均匀涂抹于患处。

❷ 启动超声导入仪，治疗探头的移动采用连续线形或螺旋形扫描方式，移动速度以患者有微热感但无疼痛感为准。

❸ 治疗时间通常为5~10分钟，如采用小剂量、低强度治疗，时间可延长至10~20分钟。

❹ 治疗疗程应根据患者病情来决定，通常治疗次数为6~8次，慢性病10~15次或更多。

（三）术后处理

❶ 清洁患处。

❷ 告知患者术后注意事项，如忌大力揉搓、搔抓及下次复诊时间。

❸ 清洁导入仪探头，关机。

二、操作注意事项

❶ 禁忌证：皮肤破溃、糜烂。

❷ 治疗过程中，应确保治疗探头内无气泡，若有气泡必须进行排气泡操作，直到气泡完全排出后，方可进行治疗。

❸ 不可超剂量治疗，使皮肤发生高温凝固（呈白色状）。

❹ 对症状较重的病人，待水肿症状消失后可进行第二次治疗。

三、不良反应及处理措施

❶ 风团反应，无需特别处理，可自行消退。

❷ 红斑、水肿、水疱、灼热、刺痛等类似浅二度烫伤表现，局部生理盐水湿敷，涂抹烫伤膏、抗生素软膏等，若有大疱可用针筒抽取疱液。

第三节　纳晶给药系统

一、操作规程

（一）术前准备

治疗室内应无阳光直射，无风，控制室温22℃左右、湿度50%~60%；准备好操作过程所需药液等。安装并调试好仪器。请患者局部清洁皮肤，清洁后不使用任何化妆品，同时给患者拍照存档，与患者进行相关的沟通，安抚患者情绪，最后患者保持平卧位。

（二）术中操作

待患者清洁完皮肤并自然风干后，将药液均匀涂在皮损表面，然后使用电动纳米晶片促渗仪（图2-3-1）垂直接触皮肤表面并进行逐点振动点刺，晶片（图2-3-2）刚好接触皮肤即可，接通电源后晶片开始上下振动点刺皮肤，每点维持1秒后，旁移一个晶片的宽度，进行下一点的点刺，依此法完成该皮损全部面积导入，每次治疗重复3遍，每周1次。8周为1个疗程。

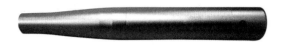

图2-3-1　纳米晶片促渗仪

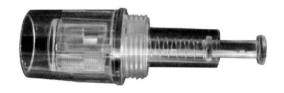

图2-3-2　纳米晶片

（三）术后管理

❶ 询问患者有无不适感，给予相应的处理。治疗后拍照留存，患者可以常规使用保湿类护肤品及防晒霜。

❷ 详细记录操作过程，操作时间，操作范围。

❸ 整理物品，消毒保存。

二、操作注意事项

❶ 在治疗前只要一般的清洁皮肤即可，既不会引起皮肤感染，也无需药物麻醉，治疗后皮肤通常无任何创伤，无需额外保护。

❷ 在治疗过程中，需要保证患者治疗区皮肤持续湿敷药液，必

要时可重复涂抹。

❸ 在治疗过程中，纳米晶片促渗仪需垂直接触皮肤表面，不可偏斜，以免影响治疗效果。

❹ 在治疗过程中，如患者产生头晕不适等症状，应立即停止操作。

❺ 治疗当天避免刺激治疗区域。

❻ 局部皮肤如果有感染、溃疡或者肿瘤的部位不宜使用本法。

❼ 常有自发性出血或损伤后出血不止的患者不宜使用本法。

❽ 孕妇忌用本法。

三、不良反应及处理措施

❶ 如果患者在治疗过程中，出现晕厥休克等现象，需要立即停止操作，使患者平卧，注意保暖，测量患者的血压、血糖，相应的给饮温开水、糖水或者少量进食。若仍旧不省人事，呼吸细微，脉细弱者，可考虑配合其他治疗或者急救措施。

❷ 经治疗后，如果在治疗部位出现明显感染，例如毛囊炎、疖肿等，外用抗生素药膏，必要时配合口服抗生素。

❸ 经治疗后，如果在治疗部位出现过敏的情况，例如红斑肿胀瘙痒等，可配合外用糖皮质激素类药膏，严重者口服抗组胺药，并且详细记录在案。

第四节　中药靶向雾化治疗系统

一、操作规程

（一）工具

某品牌靶向雾化系统主机（图2-4-1）；医用吸引头雾化约液装置；过滤芯；医用纱布；医用一次性巾单。

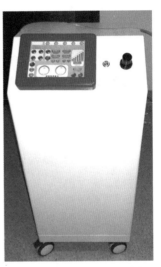

图 2-4-1　靶向雾化系统主机

（二）操作规程

❶ 外用中药水煎剂以四层纱布过滤，取中药滤过液。将药液装入吸引头后拧好盖。

❷ 将电源线与机壳后方黑色插座相连，按下开关。按下机壳前方金属按钮，按钮周围灯亮，显示屏亮。

❸ 选择模式，设定工作时间。根据液体量多少调整，常规5~20分钟。

❹ 拔起调压按钮，顺时针方向加大压力，逆时针方向减小压力。

❺ 连接好气路部分，按下启动键，观察压力值。液体顺利喷出后即可操作。

⑥ 根据治疗皮损的区域，患者取坐位或卧位，铺一次性巾单。根据患者耐受度、皮损的厚薄等调节压强，可选择范围0~700kPa。根据患者耐受度调整治疗头与皮肤的距离，初次可距离5~8cm，待患者适应后缩短距离至3~5cm。

⑦ 机器用过后请拔下电源线，放在干燥处。

⑧ 治疗头每次用完后应浸泡于酒精中，进行消毒，同时让药液通道通畅。有条件的地方应每天为治疗头进行高温高压消毒。

⑨ 每周用专用仪器为治疗头进行清洗，每次清洗15~30分钟。清洗液体选用纯净水或蒸馏水或生理盐水。

⑩ 侧面过滤装置，每个月观察看是否有积水。

⑪ 出气口及机器任何部位应避免有水进入。完成操作后，机器应关闭。

⑫ 机器应轻拿轻放，不可头朝下，推动时路面应平滑。避免过大震动。

二、操作注意事项

① 中药雾化的适应证包括带状疱疹及其后遗神经痛、扁平疣、手足皲裂、慢性湿疹、银屑病等。

② 年轻女性、面部等皮肤薄嫩部位，宜使用低压强模式，操作时间不宜过长。

③ 皮损肥厚处，鳞屑明显可使用高压强，长时间模式操作。

④ 皮损破溃处、口腔、眼周、外阴部位不宜操作。

三、不良反应及处理措施

❶ 刺激性皮炎

操作过程中患者出现皮肤瘙痒、刺痛感，考虑即刻发生的刺激性皮炎；因该治疗有浅度雾化和深度雾化两种模式，其压力分别在0~350kPa和350~700kPa之间可调。此时可根据使用的模式，降低压力，如果在1分钟之内症状仍明显，予以暂停使用，采用医用冰膜冷敷治疗部位，30分钟/次；仍不能缓解者予外用糖皮质激素类药膏。

❷ 变态反应性皮炎

发生在治疗后的3~4天，患者治疗区域出现红斑、丘疹、斑丘疹，伴随瘙痒。可配合外用糖皮质激素类药膏，严重者口服抗组胺药。

❸ 局部感染

禁止在皮损破溃部位进行治疗，治疗过程中执行无菌操作，若皮肤出现毛囊炎、疖肿，外用抗生素药膏，必要时配合口服抗生素。

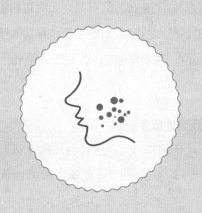

3

临床篇

第一节 蛇串疮（带状疱疹）

一、定义

蛇串疮是一种皮肤上出现成簇水疱、呈带状分布、痛如火燎的急性疱疹性皮肤病。古代中医文献又称之为"蜘蛛疮""火带疮""腰缠火丹"等。本病相当于西医的带状疱疹。

二、病因病机

本病多因情志内伤，肝经郁热，或饮食不节，脾失健运，湿热内蕴，外溢肌肤而生；或感染毒邪，湿热火毒蕴结于肌肤而成。初期以湿热火毒为主，后期属正虚血瘀兼夹湿邪为患。

三、诊断要点

① 发疹前可有疲倦、低热、全身不适、食欲不振等前驱症状。

② 患处有神经痛，皮肤感觉过敏。

③ 好发部位是一侧腰胁、胸背、头面、四肢等处，其他部位亦可发生。

④ 皮疹为红斑上簇集性粟粒至绿豆大水疱，疱液常澄清。

⑤ 皮疹常单侧分布，一般不超过躯体中线。

病程有自限性，约2~3周，愈后可留色素改变，发生坏死溃疡者可留瘢痕。

 头面部带状疱疹可累及眼耳部，引起疱疹性角膜结膜炎或面瘫等。

四、辨证论治

（一）肝经郁热证

皮损鲜红，疱壁紧张，灼热刺痛，口苦咽干，烦躁易怒，大便干或小便黄。舌质红，舌苔薄黄或黄厚，脉弦滑数。（图3-1-1）

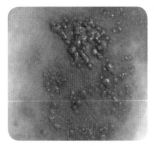

图 3-1-1　带状疱疹
（肝经郁热证）

 清热解毒，止痛敛疮。

 雄黄煎加减。常用药物：五倍子、雄黄、胡黄连、桑螵蛸、枯矾、冰片，神经疼痛难忍者，加蟾皮等。若并发感染者，可适当配合内服药，如加龙胆泻肝汤、泻青丸等。

外用中药水煎剂以四层纱布过滤，取中药滤过液，装好药液后拧好盖。选择低压强模式（0~250kPa），设定工作时间10~20分钟，连接好气路部分，打开启动按钮，液体顺利喷出后即可操作。治疗头对准皮损，根据患者耐受度调整治疗头与皮肤的距离，初次可距离5~8cm，待患者适应后缩短距离至3~5cm。治疗过程中同一皮损可反复雾化多次。
可酌情配合中药涂擦、火针、放血疗法等。

疗程 1周治疗3次，6~8次/疗程。

（二）气滞血瘀证

皮疹消退后局部疼痛不止，甚至放射到附近部位，痛不可忍，坐卧不安，严重者持续数月或更长。舌质黯，苔白，脉弦细。

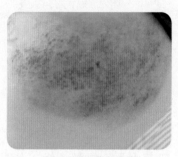

图3-1-2　带状疱疹
（气滞血瘀证）

治则 理气活血，通络止痛。

处方 桃红四物汤加减。常用药物：熟地、当归、白芍、川芎、桃仁、红花、香附、延胡索、鸡血藤等。

操作要点 外用中药水煎剂以四层纱布过滤，取中药滤过液，装好药液后拧好盖。依据皮损疼痛程度，酌情选择低或高压强模式，设定工作时间10~20分钟，连接好气路部分，打开启动按钮，液体顺利喷出后即可操作。治疗头对准疼痛部位，待患者适应后缩短距离至3~5cm。治疗过程中皮损疼痛较剧处可反复雾化多次。

可酌情配合针刺、刺络拔罐、中药外敷等治疗。

疗程 1周治疗3次，6~8次/疗程。

五、按语

蛇串疮，西医称之为带状疱疹，是一种由水痘－带状疱疹病毒引起，可侵犯皮肤和神经节的急性疱疹性皮肤病。其致病因素不外乎湿与热，脏腑则不离肝胆及脾，其病机总属湿热搏结，阻遏经络，气血不通。本病辨证虽有侧重不同，但论治时还当全面考虑，综合治疗。在带状疱疹的急性期当以清热解毒，止痛敛疮为主，后期当以活血通络止痛为治疗大法。

肝经郁热证雾化的外用方当以清热收湿敛疮方为主，其中冰片为具有促渗的清热类中药。方中雄黄为"治疮杀毒要药也，而入肝经气分"（《本草纲目》），五倍子"外以治肤熏洗，则能祛风除湿杀虫"，这些皆为治疗肝经郁热证具有收湿敛疮作用的外用药。同时也可配合针刺，常用腧穴如合谷、曲池，为清热止痛要穴，太冲、行间可泻肝胆火。

气滞血瘀证雾化的外用方当以活血行气止痛方和补气养血方加减为主，方中川芎在《神农本草经》中记载"其性善散，又走肝经，气中之血药也"，当归"其味甘而重，故专能补血，其气轻而辛，故又能行血，诚血中之气药"。诸药合用则气血同治，虚实兼顾。同时川芎、当归分别为常用的具有促渗作用的活血化瘀及补虚药。配合针刺血海、三阴交，更可清血分热，使活血化瘀止痛之效更著。

江苏省中医院管汾主任指出：本病早期可稍佐以活血通络之品，如鸡血藤、丹参、全虫等，对于减少带状疱疹后遗神经痛可显奇效；而在其后期，虽湿热之邪祛其大半，但因其难以尽除，留有余邪作祟，阻气滞血，故在活血止痛基础上可酌用清热利湿之品辅以祛邪通络，此为"上工治未病也"。

中药雾化治疗带状疱疹可使皮肤毛孔开放，腠理疏松，改善微循环，促进局部和全身血液循环，同时使新陈代谢产物炎性介质排出体外，改善局部和全身功能；并且中药煎剂能进入脏腑腠理，可疏通脏腑经络，使皮肤气血得以流通，湿热之邪得以祛散，提高药物利用度，达到更好的治疗效果。

六、注意事项

- 水疱初起，存在破溃、糜烂、渗出时禁止雾化，治疗必须是在干燥未破时或结痂后，以预防感染。
- 急性期可适当加入活血通络药物，在控制病情发展的同时，有效预防带状疱疹后遗神经痛的发生。
- 如治疗中发现局部红斑、瘙痒明显，应立即停用。如在治疗的3~4天后，治疗区域出现红斑、丘疹、丘疱疹，伴随瘙痒，建议停用，并且局部可使用皮质类固醇类药膏，严重者口服抗组胺药。
- 对于年老体弱患者，治疗时间不宜过长、强度不宜过大。

第二节　扁瘊（扁平疣）

一、定义

扁瘊是一种好发于颜面、手背、前臂等处的病毒性赘生物。古代中医文献称之为"扁瘊"。相当于西医的扁平疣。

二、病因病机

多因脾不健运，湿浊内生，复感外邪，凝聚肌肤所致；热客于肌表，风毒久留，郁久化热，气血凝滞而发；或肝火妄动，气血不和，阻于腠理而致病。

三、诊断要点

❶ 皮损常见于青年人的面部，手背及前臂、颈部也可发生。

❷ 皮损为正常皮色或浅褐色的帽针头大小或稍大的扁平丘疹。圆形、椭圆形或多角形，表面光滑，境界清楚，散在或密集，常由于搔抓而自体接种，沿抓痕呈串珠状排列。

❸ 无自觉症状或偶有痒感，经过缓慢，可自行消退。消退前常出现炎症反应，异常瘙痒，可能复发。

四、辨证论治

（一）风热蕴肤证

皮疹淡红，数目较多，或微痒，或不痒，病程相对较短；伴口干不欲饮；舌红，苔薄白或薄黄，脉浮数或弦。（图3-2-1）

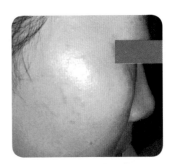

图 3-2-1　扁平疣
（风热蕴肤证）

 疏风清热，解毒散结。

处方 桑菊饮加减。常用药物：桑叶15g，菊花10g，连翘10g，马齿苋30g，桔梗10g，杏仁6g，牛蒡子10g，生地15g，玄参10g，银花15g，木贼草10g。

操作要点 外用中药水煎剂以四层纱布过滤，取中药滤过液，装好药液后拧好盖。选择低压强模式（0~250kPa），设定工作时间10~15分钟，连接好气路部分，打开启动按钮，液体顺利喷出后即可操作。治疗头对准皮损，根据患者耐受度调整治疗头与皮肤的距离，初次可距离5~8cm，待患者适应后缩短距离至3~5cm。治疗过程中同一皮损可反复雾化多次。

可酌情配合中药涂擦、溻渍等疗法。

（二）热瘀互结证

病程较长，皮疹较硬，大小不一，其色黄褐或暗红，不痒不痛；舌红或暗红，苔黄，脉沉弦。（图3-2-2）

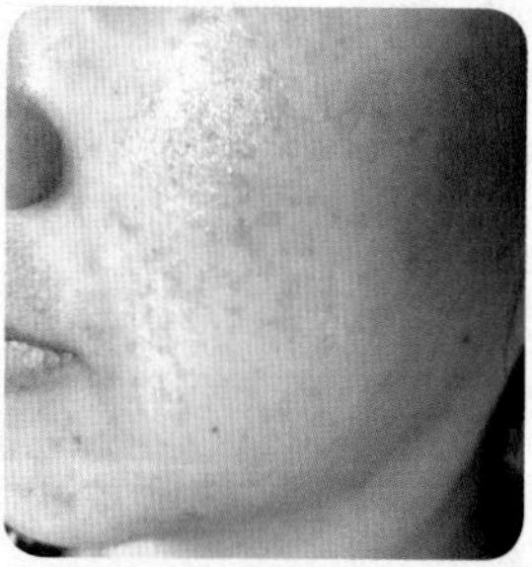

治则 活血化瘀，清热散结。

图 3-2-2　扁平疣
（热瘀互结证）

处方 桃红四物汤加减。常用药物：桃仁10g，红花15g，川芎10g，生地黄15g，当归15g，白芍15g，黄芪15g，板蓝根30g，紫草10g，马齿苋30g，浙贝母10g，薏苡仁10g。

操作要点 外用中药水煎剂以四层纱布过滤，取中药滤过液，装好药液后拧好盖。选择低压强模式（0~250kPa），设定工作时间

15~30分钟，连接好气路部分，打开启动按钮，液体顺利喷出后即可操作。治疗头对准皮损，根据患者耐受度调整治疗头与皮肤的距离，初次可距离5~8cm，待患者适应后缩短距离至3~5cm。治疗过程中同一皮损可反复雾化多次。

可酌情配合中药涂擦、溻渍等疗法。

（三）风热血燥证

皮损结节如豆，坚硬粗糙，大小不一，高出皮肤，色黄或红；舌红，苔薄，脉弦数。（图3-2-3）

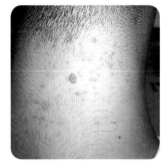

图 3-2-3　扁平疣
（风热血燥证）

 治则　养血活血，清热解毒。

 处方　消疣润肤汤加减。常用药物：马齿苋30g，木贼草15g，板蓝根30g，连翘15g，薏苡仁15g，益母草10g，丹参15g，夏枯草15g，透骨草10g。

 操作要点　外用中药水煎剂以四层纱布过滤，取中药滤过液，装好药液后拧好盖。选择低压强模式（0~250kPa），设定工作时间10~20分钟，连接好气路部分，打开启动按钮，液体顺利喷出后即可操作。治疗头对准皮损，根据患者耐受度调整治疗头与皮肤的距离，初次可距离5~8cm，待患者适应后缩短距离至3~5cm。治疗过程中同一皮损可反复雾化多次。

可酌情配合中药涂擦、溻渍等疗法。

五、按语

扁平疣，中医称之为"扁瘊"。中医学认为，本病多由风湿毒邪搏于肌肤而生；或怒动肝火，肝旺血燥，筋气不荣，肌肤不润所致。本病常因局部气血凝滞而成，外伤、摩擦常为其诱因。正如《外科正宗》所说："枯筋箭乃忧郁伤肝，肝无荣养，以致筋气外发。"《素问·生气通天论》有言："劳汗当风，寒薄为皶，郁乃痤。"劳，指劳作、房劳；风，泛指外邪，主要指风、寒、湿邪；皶和痤，泛指包括酒渣鼻、痤疮在内的多种皮肤病，当然也包括扁平疣；郁，主要指气血瘀滞。由此也可见，扁平疣多为风邪外袭，导致皮腠气血凝滞所致；治当祛风解表、气血双调、化瘀理气之法。扁平疣在外治过程中，部分患者可能出现皮疹不消，反而呈急性发作，如色泽转红，隆起明显，瘙痒剧增等。此时不可因担心疣的爆发而停止治疗；继续治疗，则可使皮疹迅速趋于消退。

本病风热蕴肤证外用方以疏风清热方和解毒散结方加减为主。而治疗此证型常以马齿苋、板蓝根、山豆根、醋香附等为主，其中醋香附具有理气宽中之效，从此药材中提取的挥发油具有较好的透皮吸收作用。方中马齿苋于《唐本草》中记载"主诸肿瘘疣目，捣揩之"，是自古以来就明确记载的具有针对性的治疗疣目的药材。

热瘀互结证外用方以活血化瘀方和清热散结方加减为主。治疗此证型常以桃仁、红花、川芎、生地、当归等为主，其中川芎、当归都是常用的具有促进透皮吸收作用的活血中药。方中当归于《神农本草经》中记载："温虐寒热洗洗在皮肤中……诸恶疮疡、金疮，煮汁饮之。"而川芎一味辛善走窜、疏达，可通经络、畅血脉，开郁结血气，为活血散结之佳品。

风热血燥证的外用方以养血活血方和清热解毒方加减为主。治疗此证型常以马齿苋、木贼草、板蓝根、益母草、丹参等为主。方中板蓝根于《神农本草经》中记载"主解诸毒，杀虫、蚊、痊鬼、蛰毒"，而在《中国药典》2015年版中记载："板蓝根清热解毒，凉血利咽。用于温疫时毒，发热咽痛，温毒发斑，痄腮，喉痹，烂喉丹痧，大头瘟疫，丹毒，痈肿。"由此可见，板蓝根对于外来毒邪引起的疾病，特别是热邪为主的疾病，具有极佳的疗效。方中益母草于《神农本草经》中记载："主隐疹痒，可作浴汤。"而扁平疣风热血燥证的皮损常常瘙痒，益母草外用除可清热解毒外，还可止痒。

传统治疗本病，常采用口服抗病毒类制剂，外用抗病毒药物或具有剥脱作用的药物，如维A酸乳膏。但因口服抗病毒药物不论中药西药，都需要通过肝肾代谢，加上本病治疗周期较长，原有肝肾系统疾病或年幼、年老患者在使用口服药物时，常需要定期复查肝肾功能，给患者日常生活带来不便；而外用药物，虽然不会对肝肾功能产生影响，但药膏的使用体验并不完美，且有弄脏衣物的可能性，外用的具有剥脱作用的乳膏也存在不耐受的情况。而中药雾化治疗则可以提升外用中药药液的给药面积、吸收率，且使用方便快捷，无任何痛苦，可以大大提高患者的依从性。

六、注意事项

● 嘱患者保持规律生活、清淡饮食，忌食辛辣刺激之物
  或发物；

- 平素避免搔抓患处，以免将疣病毒播散至其他已有的细小创伤处；

- 治疗当天不涂抹护肤霜、化妆品等，也不要刺激治疗部位；

- 治疗后不要立即清洗治疗部位，以延长药物停留时间，加强疗效；

- 采用本方法治疗前需知悉患者药物过敏史；

- 若在治疗过程中治疗部位出现发红、瘙痒难忍，甚则出现水疱，及时停止，并对症处理；

- 因拟方中含有利肠滑胎作用的药物，孕期妇女禁用，经期妇女慎用；

- 皮肤破损处尽量避免使用。

第三节　湿疮（湿疹）

一、定义

湿疮是一种常见的由于禀赋不耐，因内外因素作用而引起的过敏性炎症性皮肤病。其临床特点为皮损形态多样，对称分布，剧烈瘙痒，有渗出倾向，反复发作，易成慢性等。根据湿疮的不同发病部位及皮损特点，古代中医文献中又称之为"浸淫疮""血风疮""粟疮""旋耳疮""痟疮""肾囊风""绣球风""脐疮""四弯风""乳头风"等。本病相当于西医的湿疹。

二、病因病机

湿疮病因复杂，可由多种内、外因素引起。常因禀赋不耐，饮食失节，或过食辛辣刺激荤腥腥动风之物，脾胃受损，失其健运，湿热内生，又兼外受风邪，内外两邪相搏，风湿热邪浸淫肌肤所致。其发生与心、肺、肝、脾四经关系密切。

三、诊断要点

（一）急性湿疹

❶ 急性发病。

❷ 常对称分布。好发于面、耳、手、足、前臂、小腿等外露部位，严重时可延及全身。

❸ 皮损多形性，可在红斑基础上出现丘疹、丘疱疹及小水疱，集簇成片状，边缘不清。常因搔抓常引起糜烂、渗出。如染毒，可有脓疱、脓液及脓痂，臀核肿大。

❹ 自觉剧痒及灼热感。

（二）亚急性湿疹

❶	❷	❸
急性湿疮经治疗，红肿及渗出减轻，进入亚急性阶段，或由慢性湿疮加重所致。	皮损以小丘疹、鳞屑和结痂为主，仅有少数丘疱疹和糜烂或有轻度浸润。	自觉瘙痒。

（三）慢性湿疹

① 可由急性湿疹反复发作而致或开始即呈慢性。

② 好发于面部、耳后、肘、腘窝、小腿、外阴和肛门等部位，伴剧痒。

③ 皮损较局限，肥厚浸润显著，境界清楚，多有色素沉着。

④ 病程慢性，常有急性发作。

四、辨证论治

（一）湿热浸淫证

发病急，皮损潮红灼热，瘙痒无休，渗液流汁。伴身热、心烦、口渴，大便干，尿短赤。舌质红，苔薄白或黄，脉滑或数。（图3-3-1）

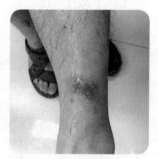

图 3-3-1　湿疹
（湿热浸淫证）

治则 清热利湿。

处方 皮炎洗剂加减。常用药物：黄芩、黄柏、大黄、苦参等，若有化脓感染之象，加蒲公英、紫地丁、蚤休、银花、连翘等。

操作要点 依皮损部位，嘱患者采取便于操作的体位，患处局部用生理盐水清洁，擦干后，将中药药液均匀涂抹于患处表面，使用超声波导入仪探头，采用连续线形或螺旋形扫描方式移动，速度以患者有微热感但无疼痛感为准，治疗时间为10分钟。

治疗结束后再次用生理盐水清洗患处，并擦拭干净，观察皮损是否出现不良反应。

疗程 1次/周，4次为1个疗程。

（二）脾虚湿蕴证

发病较缓，皮损潮红，瘙痒，抓后糜烂渗出，可见鳞屑。伴有纳少，神疲，腹胀便溏。舌质淡胖，苔白或腻，脉弦缓。（图3-3-2）

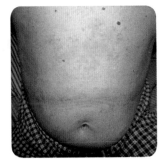

图 3-3-2　湿疹
（脾虚湿蕴证）

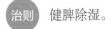
治则 健脾除湿。

处方 除湿胃苓汤加减。常用药物：猪苓、茯苓、苍术、厚朴、陈皮、泽泻、滑石、栀子、肉桂、木通、白鲜皮、地肤子、苦参等。

操作要点 依皮损部位，嘱患者采取便于操作的体位，患处局部用生理盐水清洁，擦干后，取中药药液均匀涂抹于患处表面，使用超声波导入仪探头，采用连续线形或螺旋形扫描方式移动，移动速度以患者有微热感但无疼痛感为准，治疗时间为10分钟。治疗结束后再次用生理盐水清洗患处，并擦拭干净，观察皮损是否出现不良反应。

疗程 1次/周，4次为1个疗程。

（三）血虚风燥证

病程久，皮损色暗或色素沉着，剧痒，或皮损粗糙肥厚。伴口干不欲饮，纳差腹胀。舌淡，苔白，脉弦细。（图3-3-3）

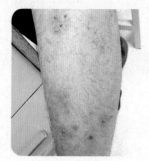

图 3-3-3　湿疹
（血虚风燥证）

治则　养血祛风。

处方　加味黄连膏。黄连20g煎水浓缩成浸膏，加凡士林100g制成软膏，将枯矾5g、青黛5g、冰片3g研磨成粉，加入黄连膏中调匀。

操作要点　依皮损部位，嘱患者采取便于操作的体位，患处局部用生理盐水清洁，擦干后，取加味黄连膏适量均匀涂抹于患处表面，使用超声波导入仪探头，采用连续线形或螺旋形扫描方式移动，移动速度以患者有微热感但无疼痛感为准，治疗时间为10分钟。治疗结束后再次用生理盐水清洗患处，并擦拭干净，观察皮损是否出现不良反应。

疗程　2次/周，8次为1个疗程。

五、按语

湿疹是临床上常见的炎症性、变应性皮肤病。分为急性湿疹、亚急性湿疹、慢性湿疹，相当于中医辨证论治中的湿热浸淫证、脾虚湿蕴证及血虚风燥证，其内治理法方药各有不同，而其外治法亦有所区别。

湿热浸淫证的湿疹皮损以淋漓渗出为主，治以清热利湿，外用药以清热解毒、燥湿止痒之品，方用皮炎洗剂。《本草经疏》记载："黄芩，其性清肃，所以除邪；味苦所以燥湿；阴寒所以胜热，故主诸热。诸热者，邪热与湿热也。"《医学入门》言："黄柏入肾，肾苦燥停湿，柏味微辛而能润燥，性利下而能除湿，故为肾经主药。"二药同用清热燥湿之力强，配合生大黄为三黄洗剂。另外，《本草正义》记载："苦参，大苦大寒，退热泄降，荡涤湿火，其功效与芩、连、龙胆皆相近，而苦参之苦愈甚，其燥尤烈，故能杀湿热所生之虫。"

脾虚湿蕴证的湿疹皮损兼有急性湿疹、慢性湿疹表现，外用除湿胃苓汤进行超声波导入。此方出自《外科正宗》，即《丹溪心法》之胃苓汤加栀子、木通、滑石、防风而成，方中以平胃散（苍术、厚朴、陈皮、甘草）燥湿运脾，以五苓散（茯苓、猪苓、泽泻、白术、肉桂）利水渗湿，加栀子、木通、滑石清热利湿，少佐防风祛风胜湿。

血虚风燥证的湿疹多迁延日久，皮损多肥厚干燥，外用药当以油膏类滋润皮损，加味黄连油膏导入以润燥止痒。

超声波透皮给药利用超声波的促透作用增强外用药物的渗透，从而提高疗效。将中医外用药中的糊剂、膏剂作为耦合剂来进行超声导入，不仅体现了中医皮肤科外治法的特色，也将现代科技创新成果融入传统中医治疗中，不仅保存了中医治疗的特色，还将提高疗效，造福患者。

六、注意事项

- 嘱咐患者作息规律，保持心情舒畅，饮食清淡，忌鱼虾海鲜、牛羊肉、辛辣刺激、烟酒等食物。

- 经治疗的患处不宜大力揉搓、搔抓。

- 治疗期间不宜采取其他治疗。

- 保持局部清洁，防止继发感染。

- 皮损有破溃、糜烂者忌用，孕妇忌用。

- 治疗期间或治疗后出现不良反应如红斑、水肿、水疱、刺痛等，应立即停止治疗，对症处理。

第四节　粉花疮（颜面再发性皮炎）

一、定义

粉花疮是发生在面部的一种轻度红斑鳞屑性皮炎。古代中医文献中"桃花癣""吹花癣""面游风"等疾病的论述与本病相似。相当于西医的颜面再发性皮炎。

二、病因病机

素体禀赋不耐是本病发生的根本因素，患者肌肤腠理不密，外感风热，平素水湿内停，夹热不得泄，湿热内蕴，上泛肌表而发本病；

或由精血亏虚，血虚生风，不能濡养面部皮肤，同时又外感风热之邪而致病。

三、诊断要点

① 多发于 20~40 岁女性，春秋多发。

② 初起发于眼睑周围，渐次扩展至颊部、耳前。

③ 皮损为轻度局限性红斑，表面有细小鳞屑。

④ 发病突然，自觉瘙痒。

⑤ 易反复发生，迁延难愈。

四、辨证论治

（一）风热蕴肤证

皮损色红，其上为红斑或丘疹，自觉瘙痒，灼热，心烦，口干，小便微黄，舌质红，苔薄黄，脉浮数。（图 3-4-1）

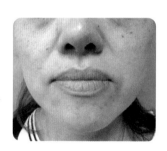

图 3-4-1　颜面再发性皮炎
（风热蕴肤证）

治则 疏风清热止痒。

处方 金银花、苦参、蛇床子各30g，以上药物水煎取汁200ml。

外用中药水煎剂以四层纱布过滤，取中药滤过液，装好药液后拧好盖。选择低压强模式（0~250kPa），设定工作时间10~20分钟，连接好气路部分，打开启动按钮，液体顺利喷出后即可操作。治疗头对准皮损，根据患者耐受度调整治疗头与皮肤的距离，初次可距离5~8cm，待患者适应后缩短距离至3~5cm。治疗过程中同一皮损可反复雾化多次。可酌情配伍冷喷、面膜、特异性脱敏治疗。

疗程 疗程：1周治疗3次，6~8次/疗程。

（二）湿热蕴结证

患处红斑、丘疹、脓疱，此起彼伏，反复发作，局部皮肤油腻，严重者灼热剧痒，伴口干黏腻，纳谷不香，大便燥结，小便黄赤，或有发热，苔腻，脉滑数。（图3-4-2）

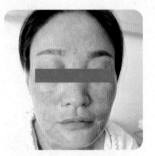

图3-4-2　颜面再发性皮炎
（湿热蕴结证）

治则 清热利湿解毒。

处方 五倍子、生地榆、白及各30g，以上药物水煎取汁200ml。

操作
要点 外用中药水煎剂以四层纱布过滤，取中药滤过液，装好药液后拧好盖。选择低压强模式（0~250kPa），设定工作时间10~20分钟，连接好气路部分，打开启动按钮，液体顺利喷出后即可操作。治疗头对准皮损，根据患者耐受度调整治疗头与皮肤的距离，初次可距离5~8cm，待患者适应后缩短距离至3~5cm。治疗过程中同一皮损可反复雾化多次。

可酌情配伍冷喷、湿敷、面膜治疗。

疗程 1周治疗3次，6~8次/疗程。

（三）血虚风燥证

皮肤潮红、干燥、有紧绷感，色素沉着、减退或瘙痒，抓破后可有脱屑，可伴头晕眼花，失眠多梦，口干，舌红少苔，脉细数。（图3-4-3）

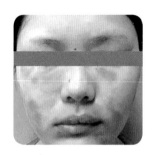

图3-4-3　颜面再发性皮炎
（血虚风燥证）

治则 养血祛风润燥。

处方 黄芩、苍术、当归等各30g，以上药物水煎取汁200ml。

操作要点 外用中药水煎剂以四层纱布过滤，取中药滤过液，装好药液后拧好盖。选择低压强模式（0~250kPa），设定工作时间10~20分钟，连接好气路部分，打开启动按钮，液体顺利喷出后即可操作。治疗头对准皮损，根据患者耐受度调整治疗头与皮肤的距离，初次可距离5~8cm，待患者适应后缩短距离至3~5cm。治疗过程中皮损皲裂处控制雾化次数，其余皮损可反复雾化多次。

可酌情配伍冷喷、强脉冲光、面膜治疗。

疗程 1周治疗3次，6~8次/疗程。

五、按语

颜面再发性皮炎为现代病名，古典文献中无相关记载，但根据其临床表现，颜面再发性皮炎可属于中医"桃花癣""吹风癣"的范畴。《外科启玄》记载："妇女面生窠作痒，名曰粉花疮。乃肺受风热，或绞面感风，致生粉刺，盖受湿热也。"中医认为本病是由于素体禀赋不耐，复感风湿热邪，蕴结肌肤所致。若病情反复迁延日久，耗气伤阴，则易出现血虚风燥证。临床上通常可以分为风热蕴肤证、湿热蕴结证、血虚风燥证三种证型，外治亦如此。本病可迁延反复，对患者的容貌、心理及日常生活质量会带来一定的负面影响。目前西医临床常用的治疗方法包括使用抗组胺药、糖皮质激素等，但长期使用引起的系统性副作用及局部产生的不良反应往往限制了其在临床的应用，再加上复发率高，往往疗效不令人满意。因此需寻找一种主要以局部治疗为主，安全有效的治疗方法。

中药雾化技术能使药液雾化成极细、微小的雾，均匀地作用于皮肤，同冷湿敷疗法一样，能使毛细血管收缩，充血减少，减轻面部炎症，又降低感觉神经的兴奋性，有镇静、消炎、止痒作用。风热蕴肤证患者，可以用金银花清热解毒，苦参、蛇床子祛风止痒。三者配伍，通过雾化技术，标本兼治，合奏良效。对于湿热蕴结证患者，五倍子外用收湿敛疮、解毒消肿，地榆清热凉血、解毒敛疮，白及寒凉苦泄，消散红肿。诸药外用，可清热祛湿，敛疮生肌。而黄芩、苍术、当归外用，对于血虚风燥证患者则可以养血祛风润燥，促进皮损的修复。因此中药雾化技术，可提高对颜面再发性皮炎的治疗效果，且具有不良反应少、使用安全等优点，在临床上值得应用。

六、注意事项

- 忌口，不吃辛辣刺激食物和海鲜等发物。
- 注意生活规律，不要熬夜，保持良好的情绪。
- 不宜使用较强刺激性药物，雾化强度和时间宜偏短。
- 如治疗中发现局部红斑、瘙痒明显，应立即停用。
- 在皮损破溃部位禁止治疗。
- 治疗后避免日光暴晒。

第五节　牛皮癣（神经性皮炎）

一、定义

牛皮癣是一种皮肤状如牛项之皮，肥厚而且坚硬的慢性瘙痒性皮肤病。在中医古代中医文献中，因其好发于颈项部，称之为"摄领疮"；因其缠绵顽固，亦称为"顽癣"。本病相当于西医的神经性皮炎。

二、病因病机

本病初起为风湿热邪阻滞肌肤，以致营血失和，经气失疏，日久血虚风燥，肌肤失养，以致本病发生。再者情志郁闷，衣领拂着，搔抓，嗜食辛辣、饮酒、鱼腥发物等皆可诱发或使本病病情加重。

三、诊断要点

1 限局性好发于项部及骶尾部、四弯；而播散性分布较广泛，以头面、四肢、腰部为多见。

2 局部皮肤先有痒感，因搔抓局部出现发亮的扁平丘疹，并迅速融合发展为苔藓样变。

3 病变处通常无色素沉着，多对称分布、剧痒。

4 本病常呈慢性反复发作。

四、辨证论治

（一）肝郁化火证

皮损色红，心烦易怒，失眠多梦，眩晕，心悸，口苦咽干，舌边尖红，脉弦数。（图3-5-1）

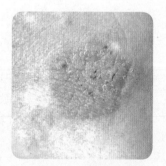

图3-5-1 神经性皮炎（肝郁化火证）

治则 清肝泻火。

处方 癣药水：生地榆50g、苦楝子50g、川槿皮95g，打成粗末，装入大口瓶中，加入75%酒精1000ml，密封，浸泡2周后去渣备用。

操作要点 依皮损部位，嘱患者采取便于操作的体位，患处局部用生理盐水清洁，擦干后，取普癣药水适量均匀涂抹于患处表面，使用超声波导入仪探头的移动采用连续线形或螺旋形扫描方式，移动速度以患者有微热感但无疼痛感为准，治疗时间为10分钟。治疗结束后再次用生理盐水清洗患处，并擦拭干净，观察皮损是否出现不良反应。

疗程 1次/周，4次1个疗程。

（二）风湿蕴肤证

皮损呈淡褐色片状，肥厚粗糙，剧痒时作，夜间尤甚，苔薄或白腻，脉濡而缓。（图3-5-2）

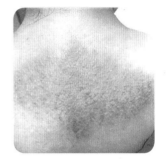

图 3-5-2 神经性皮炎
（风湿蕴肤证）

治则 祛风化湿。

处方 大风子酊：大风子300g、蛇床子300g、百部300g、槟榔300g、樟脑150g，加入75%酒精5000ml中浸取。

操作要点 依皮损部位，嘱患者采取便于操作的体位，患处局部用生理盐水清洁，擦干后，取大风子酊适量均匀涂抹于患处表面，使用超声波导入仪探头，采用连续线形或螺旋形扫描方式移动，移动速度以患者有微热感但无疼痛感为准，治疗时间为10分钟。治疗结束后再次用生理盐水清洗患处，并擦拭干净，观察皮损是否出现不良反应。

疗程 1次/周，4次1个疗程。

（三）血虚风燥证

皮损灰白，抓如枯木，肥厚粗糙似牛皮，心悸怔忡，失眠健忘，女子月经不调，舌质淡，脉沉细。（图3-5-3）

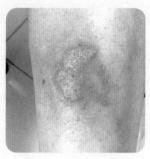

图 3-5-3　神经性皮炎
（血虚风燥证）

治则 养血祛风。

处方 止痒洗剂：当归、生地、赤芍、川芎、透骨草、红花、苦参、明矾、雄黄等。

操作要点 依皮损部位，嘱患者采取便于操作的体位，患处局部用生理盐水清洁，擦干后，取中药药液适量均匀涂抹患处表面，使用超声波导入仪探头，采用连续线形或螺旋形扫描方式移动，移动速度以患者有微热感但无疼痛感为准，治疗时间为10分钟。治疗结束后再次用生理盐水清洗患处，并擦拭干净，观察皮损是否出现不良反应。

疗程 每周2次，8次为1个疗程。

五、按语

神经性皮炎是一种神经官能性皮肤病，以皮肤呈苔藓样变和阵发性剧痒为特征。本病的发生与精神神经因素有关，情绪波动、精神紧张、性情急躁、过度劳累以及局部衣领摩擦、搔抓刺激等情况均可促进本病发生或加剧。皮疹较红的初发损害宜外用较缓和的药物，而肥厚苔藓化者，宜选用刺激性较强的外用药物。

对肝郁化火证超声波导入时选用癣药水，其中生地榆归肝经，《本草正义》中记载："地榆苦寒，为凉血之专剂……多由肝经郁火不疏，苦寒以清泄之，则肝气疏达。"另外两味药苦楝子和川楝皮同归肝经，都具有杀虫止痒之功效，为外用治癣要药，三药同用，可达清肝泻火、杀虫止痒之效。酒具有宣导药势之功，以酒精为溶媒进行超声波导入，可以更好地发挥药效，提高疗效。

风湿蕴肤证进行超声波导入所选的外用药为大风子酊，其中主要药物大风子入肺、肝经，具有祛风燥湿、攻毒杀虫的功效，从古至今都是治癣要药，如《证治准绳》中的风实膏、《仙拈集》中的三仙散、《疡病机要》中的大风子膏等。另外，蛇床子具有祛风止痒、清热燥湿之效，百部、槟榔、樟脑皆可杀虫止痒，借酒性超声波导入可将药力直达病灶，有效减缓症状。

血虚风燥证所导入的外用药为止痒洗剂，方中四物汤为养血常用方，最早见于晚唐蔺道人所著《仙授理伤续断秘方》，配合红花可增强养血活血之效；透骨草不仅具有活血通络的作用，还有祛风除湿止痒之功效，对于病程长久的神经性皮炎尤为适用；另外明矾、雄黄具有杀虫止痒之效，可增强止痒之力。

本病缠绵难愈，极易复发，在使用内服或外用药物的同时，尚且要安抚病人情绪，放平心态，减少压力，保证睡眠并穿着宽松衣服，忌摩擦搔抓，这样才能更有效地减少复发。

六、注意事项

- 嘱咐患者作息规律，保持心情舒畅，饮食清淡，忌鱼虾海鲜、牛羊肉、辛辣刺激、烟酒等食物。
- 经治疗的患处不宜大力揉搓、搔抓。
- 保持局部清洁，防止继发感染。
- 皮损有破溃、糜烂者忌用，孕妇忌用。
- 治疗期间或治疗后出现不良反应如红斑、水肿、水疱、刺痛等，应立即停止治疗并对症处理。

第六节 顽湿聚结（结节性痒疹）

一、定义

顽湿聚结是一种以皮肤结节损害、剧烈瘙痒为特征的慢性、炎症性、瘙痒性皮肤病。以皮肤结节损害，剧烈瘙痒为特征。古代中医文献亦称之为"马疥"。本病相当于西医的结节性痒疹。

二、病因病机

本病多因体内蕴湿，兼感外邪风毒，或昆虫叮咬，毒汁内侵，湿邪内毒凝聚。经络阻隔，气血凝滞，形成结节而作痒。少数或因忧思郁怒，七情所伤，冲任不调，营血不足，脉络瘀阻，肌肤失养所致。

三、诊断要点

1 多发于中老年人，又以妇女多见。

2 好发于四肢伸侧，且小腿伸侧最为常见。

3 典型皮损为疣状结节性损害，周围皮肤有色素沉着或增厚，成苔藓样变。且结节一般不相融合，孤立存在。

4 自觉剧烈瘙痒，夜间及精神紧张时尤甚。

5 可伴有昆虫叮咬史。

四、辨证论治

（一）风湿阻络证

病程较短，皮损为结节，表面略有粗糙，色泽灰褐，瘙痒剧烈，部分搔抓破溃则有污血渗出，或形成血痂。舌淡红，脉弦滑或弦数。（图3-6-1）

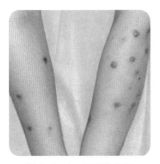

图 3-6-1 结节性痒疹
（风湿阻络证）

治则 祛风除湿，搜风通络。

处方 全虫方加减。常用药物：全虫3g，地龙5g，蝉蜕10g，乌梢蛇15g，白僵蚕15g，黄芩10g，苦参10g，荆芥15g，防风15g，豨莶草15g，秦艽10g，丹参15g，丹皮10g，鬼箭羽15g，连翘15g，凌霄花10g，枳壳6g。

外用中药水煎剂以四层纱布过滤，取中药滤过液，装好药液后拧好盖。选择低压强模式（0~250kPa），设定工作时间10~20分钟，连接好气路部分，打开启动按钮，液体顺利喷出后即可操作。治疗头对准皮损，根据患者耐受度调整治疗头与皮肤的距离，初次可距离5~8cm，待患者适应后缩短距离至3~5cm。治疗过程中同一皮损可反复雾化多次。

（二）血虚风燥证

病程漫长，皮损干燥，常覆有较多皮屑，色淡红，结节稍突出于表皮，自觉痒甚。舌淡苔干，脉细涩。（图3-6-2）

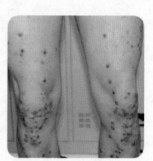

图3-6-2　结节性痒疹
（血虚风燥证）

治则　养血润肤，祛风止痒。

处方　四物消风散合养血润肤饮加减。

常用药物：熟地黄20g，当归15g，荆芥10g，防风15g，赤芍10g，川芎10g，白鲜皮15g，蝉蜕10g，桃仁10g，红花10g，天冬10g，麦冬10g，黄芩10g，天花粉15g。

操作要点　外用中药水煎剂以四层纱布过滤，取中药滤过液，装好药液后拧好盖。选择低压强模式（0~250kPa），设定工作时间10~20分钟，连接好气路部分，打开启动按钮，液体顺利喷出后即可操作。治疗头对准皮损，根据患者耐受度调整治疗头与皮肤的距离，初次可距离5~8cm，待患者适应后缩短距离至3~5cm。治疗过程中同一皮损可反复雾化多次。

（三）阴虚血瘀证

病程日久，皮损常为深紫色结节，高出皮面，跟盘紧实，瘙痒不甚。舌紫暗，苔光，脉细涩。（图3-6-3）

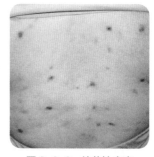

图3-6-3　结节性痒疹
（阴虚血瘀证）

 治则　滋阴活血，通络止痒。

 处方　青蒿鳖甲汤加减。常用药物：青蒿15g，鳖甲15g，知母10g，生地15g，丹皮15g，玄参10g，徐长卿15g，黄芩10g，淡竹叶10g，苦参15g，车前草15g，丹参10g，鬼箭羽15g，枳壳6g，陈皮6g。

操作要点　外用中药水煎剂以四层纱布过滤，取中药滤过液，装好药液后拧好盖。选择低压强模式（0~250kPa），设定工作时间10~20分钟，连接好气路部分，打开启动按钮，液体顺利喷出后即可操作。治疗头对准皮损，根据患者耐受度调整治疗头与皮肤的距离，初次可距离5~8cm，待患者适应后缩短距离至3~5cm。治疗过程中同一皮损可反复雾化多次。

（四）痰瘀互结证

病程较长，皮损日久难消，反复发作，为高出皮肤的结节，触之有黏腻感，常因搔抓破溃渗液，瘙痒明显。舌暗，苔白滑腻，脉细。（图3-6-4）

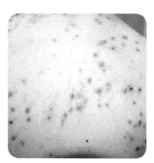

图3-6-4　结节性痒疹
（痰瘀互结证）

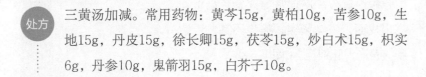

治则　化痰除瘀散结。

处方　三黄汤加减。常用药物：黄芩15g，黄柏10g，苦参10g，生地15g，丹皮15g，徐长卿15g，茯苓15g，炒白术15g，枳实6g，丹参10g，鬼箭羽15g，白芥子10g。

操作要点　外用中药水煎剂以四层纱布过滤，取中药滤过液，装好药液后拧好盖。选择低压强模式（0~250kPa），设定工作时间10~20分钟，连接好气路部分，打开启动按钮，液体顺利喷出后即可操作。治疗头对准皮损，根据患者耐受度调整治疗头与皮肤的距离，初次可距离5~8cm，待患者适应后缩短距离至3~5cm。治疗过程中同一皮损可反复雾化多次。

五、按语

结节性痒疹古称"马疥"，首见于《诸病源候论》："马疥者，皮内隐嶙起作根墌，搔之不知痛。"近代医家赵炳南称本病为"顽湿聚结"。本病多因体内蕴湿，兼感外邪风毒，或昆虫叮咬，毒汁内侵，湿邪内毒凝聚，经络阻隔，气血凝滞，形成结节而作痒。或妇女由于忧思郁怒，七情所伤，冲任不调，营血不足，络脉瘀阻，肌肤失养所致。湿为重浊之邪，湿邪下注，故往往先发病于下肢。

本病风湿阻络证的外用方以祛风除湿方和搜风通络方加减为主。治疗此证型以全虫、地龙、蝉蜕、黄芩、苦参、荆芥、防风、秦艽等为主。其中荆芥、防风都是具有促进透皮吸收作用的中药。方中全虫即为全蝎，此药于《本草纲目》中记载："治小儿惊痫，风搐，脐风口噤，丹毒，秃疮，瘰疬……蛇伤。"而在《开宝本草》中明确指出全蝎"疗诸风瘾疹"。秦艽则于《神农本草经》中记载:"主寒湿风痹……下水,利小便。"此药既可除风邪,亦可祛湿邪。值得注意的是,全虫为有毒之品,在使用时需避开皮肤破损处,且用量不可过大,一般取3~6g即可。

血虚风燥证的外用方以养血润肤方和祛风止痒方加减为主。治疗此证型常选用熟地黄、当归、荆芥、防风、川芎、白鲜皮、天麦冬、天花粉等。其中荆芥、防风、川芎均具有促进透皮吸收的作用。方中当归于《神农本草经》中记载:"温虐寒热洗洗在皮肤中……诸恶疮疡、金疮,煮汁饮之。"外用当归可促进痒疹结节的消退,且当归亦有养血润肤之用。地黄于《神农本草经》中记载"主逐血痹,填骨髓,长肌肉……除痹。"除痹不但逐血痹,更除皮肉筋骨之痹,而结节性痒疹即是皮肤之痹的一种。本品味甘质润,可以补中焦之精汁,又得太阴中土之精,外用可促进皮肤肌肉的润泽。

阴虚血瘀证的外用方以滋阴活血方和通络止痒方加减为主。治疗此证型常选用青蒿、鳖甲、知母、生地、丹皮、徐长卿、鬼箭羽、丹参等。方中鳖甲:《神农本草经》云:"去痞积、息肉……恶肉。"鳖甲集养阴清热、软坚散结于一身,为消癥除坚之要药。鬼箭羽:《神农本草经》中记载:"除邪,杀鬼毒、蛊疰"《中药大辞典》记载:"破血、通经、杀虫。治闭经、癥瘕、产后瘀滞腹痛,虫积腹痛。"结节性痒疹阴虚血瘀证通常病史较久,气血淤滞明显,利用本品破瘀之力可破血行气,增强疗效。

痰瘀互结证的外用方以化痰除瘀散结为主。治疗此证型常选用黄芩、苦参、茯苓、鬼箭羽、白芥子等。方中白芥子《本经逢原》一书称"痰在胁下及皮里膜外,非此不能达",由此可知白芥子为化痰之要药。

除使用中药外，针灸治疗瘙痒性皮肤疾病也有确切的疗效，可以同步使用针灸疗法加强疗效。治疗本病一般取穴如下：尺泽、曲池、合谷、足三里、血海、膈俞，使用毫针泻法。若局部痒甚，可用梅花针叩刺。

本病还可以结合外用一些具有杀虫止痒、收湿敛疮作用的药水，以江苏省中医院的止痒酊为例，每日2~3次外涂于患处。市场上具有类似作用的药物还有炉甘石洗剂等。

六、注意事项

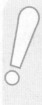

- 平素注意环境卫生，避免蚊虫叮咬。
- 嘱患者保持健康生活方式、清淡饮食，忌食辛辣刺激之物或发物。
- 治疗当天不涂抹润肤露等有封闭作用的产品，也不要刺激治疗部位。
- 治疗后不要立即清洗治疗部位，以延长药物停留时间，加强疗效。
- 采用本方法治疗前需知悉患者药物过敏史。
- 若在治疗过程中治疗部位出现发红、瘙痒难忍，甚则出现水疱，及时停止，并对症处理。
- 因药物中含有小毒、活血效力较强的物质，因此体弱的患者需酌情减量，而孕妇禁用，经期妇女慎用。
- 皮肤破损处尽量避免使用。

第七节　皲裂疮（手足皲裂）

一、定义

皲裂疮是一种主要发生于秋冬季的手足干燥和裂开的常见皮肤疾病。主要表现为手掌、足跖部皮肤增厚、干燥、粗糙、皲裂等。中医学又称之为"皴裂疮""裂口疮""干裂疮"等。相当于西医的手足皲裂。

二、病因病机

本病主要是由于素体肌热，而骤被风寒燥冷所伤，导致血脉阻滞，肌肤失于濡养，燥胜枯槁而成；或素体血虚，复因局部经常摩擦，致肌肤破裂，或水湿、外毒浸渍而成。

三、诊断要点

❶ 多发于秋冬之季。

❷ 常见于成人，尤其好发于工人、农民、渔民及某些行业（如饮食、理发等）的服务员等。

❸ 皮损发生于手掌、足跖部。

❹ 表现为皮肤粗糙、干燥，甚者出现皲裂，或出血、疼痛。

四、辨证论治

（一）血虚风燥证

可发于冬季及其他季节，病程较长，个别患者迁延数年。表现为手足部，甚至掌部及掌缘细小丝形开裂，裂隙较深，表面粗糙，肤色淡黄，失去光泽，触之较硬无柔软感，疼痛，有麻辣热感。面色少华，肢体倦怠乏力，纳差。舌淡，苔薄，脉细。（图3-7-1）

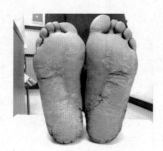

图 3-7-1　手足皲裂
（血虚风燥证）

 治则　养血滋阴，润燥止痛。

 处方　养血润肤饮加减。

常用药物如：当归、熟地、天麦冬、黄芪、升麻、黄芩、桃仁、红花、红藤、火麻仁、郁李仁、川芎等。

操作要点　外用中药水煎剂以四层纱布过滤，取中药滤过液，装好药液后拧好盖。选择低压强模式（0~250kPa），设定工作时间10~20分钟，连接好气路部分，打开启动按钮，液体顺利喷出后即可操作。治疗头对准皮损，根据患者耐受度调整治疗头与皮肤的距离，初次可距离5~8cm，待患者适应后缩短距离至3~5cm。治疗过程中同一皮损可反复雾化多次。

（二）营卫失和证

冬季多发，好发于拇指、食指伸侧及足跟两侧，肤温降低，皮肤发硬、发紧，表皮粗糙、肥厚、裂纹、出血，可自觉疼痛，下水或接触刺激性物质时加重，伴畏寒，天热一般可转愈。舌质红，苔薄白，脉弦细。（图3-7-2）

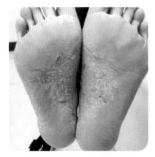

图 3-7-2　手足皲裂
（营卫失和证）

 疏风散寒，调和营卫。

 桂枝汤加减。常用药物如：桂枝、白芍、甘草、苍术、生姜、大枣、桑寄生、秦艽、防风、当归、川芎、麻黄、熟地黄等。

操作要点 外用中药水煎剂以四层纱布过滤，取中药滤过液，装好药液后拧好盖。选择低压强模式（0~250kPa），设定工作时间10~20分钟，连接好气路部分，打开启动按钮，液体顺利喷出后即可操作。治疗头对准皮损，根据患者耐受度调整治疗头与皮肤的距离，初次可距离5~8cm，待患者适应后缩短距离至3~5cm。治疗过程中同一皮损可反复雾化多次。

五、按语

皲裂疮，西医称为手足皲裂，因经常受机械性或化学性物质的刺激，加之冬季气候干燥，皮下汗腺分泌减少，皮肤干燥，皮肤角质增厚，失去弹性，故当手足运动时极易发生皲裂。中医认为本病主要由于脾肾不足、气虚血燥、肌肤失养所致。如《诸病源候论·虚荣手足皮剥候》云："血行通荣五脏，五脏之气，滋养肌肤。虚劳内伤，血气衰弱，不能外荣于皮，故皮剥也。"治疗以益气养血，滋阴润燥为主。

本病血虚风燥证的外用方以养血润肤饮加减为主。治疗此证型常选用当归、熟地、黄芪、升麻、红藤、川芎等。其中当归、川芎均是具有促进透皮吸收作用的中药。方中当归于《神农本草经》中记载："温虐寒热洗洗在皮肤中……诸恶疮疡、金疮，煮汁饮之。"外用当归可促进皲裂之处愈合。而红藤一药在《饮片新参》中记载可"去瘀血，生新血，流利经脉"。但"有形之血不能速生，无形之气所当急固"，所以在方中加入黄芪一味以补中益气，而升麻又可加强黄芪补气之效。火麻仁、郁李仁等油脂丰富的果仁打碎外用，可油润肌肤，促进皲裂修复。

营卫失和证的外用方以疏风散寒方和调和营卫方加减为主。治疗此证型常选用桂枝、白芍、苍术、生姜、大枣、防风、当归、川芎、麻黄、熟地黄等。其中苍术、生姜、防风、当归均是具有促进透皮吸收作用的中药。方中桂枝解肌发表、外散风寒，芍药益阴敛营，两药相伍，以达解肌发表、调和营卫之效。

本病传统治疗方法较为局限，不论西医、中医，均以外治法为主。常用药品种类有保湿剂、封包剂、角质剥脱剂等，如尿素乳膏、维A酸乳膏、凡士林等。每每使用常需要涂抹大量药膏，肤感较差；严重者需要封包疗法，即在涂抹药膏后使用保鲜膜封包患处15~20分钟以增强疗效。但因皲裂处皮肤常伴有角质增厚，因此外用膏剂透皮吸收率相对较差。中药雾化治疗可以提高药物的接触面积，而细密的喷雾可以渗透进膏剂、糊剂所无法到达的裂隙之中，从而提高药效。在每次治疗前，虽然要避免刺激患处，但若角质层过厚，也可适当修剪掉一些以增强疗效。

六、注意事项

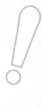

- 嘱患者保持规律生活、清淡饮食，忌食辛辣刺激之物或发物。
- 平素注意患处保湿，在洗手后及时涂抹护手霜等保湿产品，避免接触刺激性物品。
- 治疗当天不涂抹护手霜、化妆品等，也不要刺激治疗部位，但可适当去除较厚的角质层。
- 治疗后不要立即清洗治疗部位，以延长药物停留时间，加强疗效。
- 采用本方法治疗前需知悉患者药物过敏史。
- 若在治疗过程中治疗部位出现发红、瘙痒难忍，甚则出现水疱，及时停止，并对症处理。
- 皮肤破损处尽量避免使用。

第八节 白疕（银屑病）

一、定义

白疕是一种以红斑、丘疹、鳞屑为主要表现的慢性复发性炎症性皮肤病。其临床特点是在红斑基础上覆以多层银白色鳞屑，刮去鳞屑有薄膜及点状出血点。古代中医文献记载有"松皮癣""干癣""蛇虱""白壳疮"等病名。本病相当于西医的银屑病。

二、病因病机

本病总因营血亏损，血热内蕴，化燥生风，肌肤失于濡养所致。初期多为风寒或风热之邪侵袭肌肤，以致营卫失和，气血不畅，阻于肌表；或兼湿热蕴积，外不能宣泄，内不能利导，阻于肌表而发。病久多为气血耗伤，血虚风燥，肌肤失养；或因营血不足，气血循行受阻，以致瘀阻肌表而成；或禀赋不足，肝肾亏虚，冲任失调，营血亏损，而致本病。

三、诊断要点

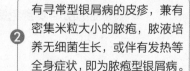

❶ 红斑或丘疹上覆有厚层银白色鳞屑，抓之脱落，露出薄膜，刮之有出血点，即可诊断为寻常型银屑病。

❷ 有寻常型银屑病的皮疹，兼有密集米粒大小的脓疱，脓液培养无细菌生长，或伴有发热等全身症状，即为脓疱型银屑病。

③ 有银屑病史或有其皮疹，伴有关节炎症状，远端小关节症状明显，但类风湿因子阴性者，可诊断为关节病型银屑病。

④ 全身皮肤弥漫性潮红、浸润肿胀，伴有大量脱屑，可见片状正常皮肤（皮岛），表浅淋巴结肿大，血白细胞计数增高，全身症状明显者，可诊断为红皮病型银屑病。

四、辨证论治

（一）血热内蕴证

皮损发展迅速，起始多为点滴状，颜色鲜红，红斑增多，层层鳞屑，刮去鳞屑可见发亮薄膜，点状出血，有同形反应。伴心烦口渴，咽喉疼痛，大便干，小便黄赤。舌质红，苔薄黄，脉弦滑或数。（图3-8-1）

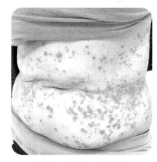

图3-8-1　银屑病
（血热内蕴证）

 清热凉血，解毒消斑。

 犀角地黄汤合黄连解毒汤加减、清开灵注射液、喜炎平注射液。常用药物：丹皮、生地黄、赤芍、黄连、冰片、积雪草、寒水石、土茯苓、苦参、黄柏等。

 外用中药水煎剂以四层纱布过滤，取中药滤过液，装好药液后拧好盖。选择低压强模式（0~250kPa），设定工作时间10~20分钟，连接好气路部分，打开启动按钮，液体顺利喷出后即可操作。治疗头对准皮损，根据患者耐受度调整治疗头与皮肤的距离，初次可距离5~8cm，待患者适应后缩短距离至3~5cm。治疗过程中同一皮损可反复雾化多次。

可酌情配合中药涂擦、中药溻渍、放血疗法等。

 疗程　1周治疗3次，6~8次/疗程。

（二）血虚风燥证

病程较久，皮损多呈斑片状，颜色淡红，鳞屑变少，干燥皲裂，自觉瘙痒。伴口咽干燥。舌质淡红，苔薄白，脉沉细或缓。（图3-8-2）

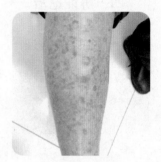

图 3-8-2　银屑病
（血虚风燥证）

 治则　养血润燥息风。

 处方　当归饮子加减。常用药物：当归、白芍、生地、白蒺藜、何首乌、鸡血藤、羌活、荆芥、防风、徐长卿、透骨草等。

操作要点　外用中药水煎剂以四层纱布过滤，取中药滤过液，装好药液后拧好盖。依据皮损厚薄，酌情选择低或高压强模式，设定工作时间10~20分钟，连接好气路部分，打开启动按钮，液体顺利喷出后即可操作。治疗头对准皮损，待患者适应后缩短距离至3~5cm。治疗过程中皮损皲裂处控制雾化次数，其余皮损可反复雾化多次。

可酌情配合中药涂擦、中药熏蒸、中药药浴等疗法。

1周治疗3次，6~8次/疗程。

（三）瘀滞肌肤证

病程迁延，皮损多呈斑块状，肥厚浸润，鳞屑较厚，颜色暗红，经久不退。舌质紫暗或见瘀斑、瘀点，脉涩或细缓。（图3-8-3）

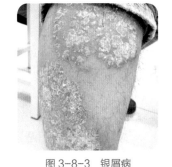

治则 活血化瘀，解毒通络。

图3-8-3　银屑病
（瘀滞肌肤证）

处方 桃红四物汤加减、丹参注射液、脉络宁注射液。常用药物：桃仁、红花、当归、生地黄、川芎、木香、郁金、牛膝、白茅根、赤小豆等。

操作要点 外用中药水煎剂以四层纱布过滤，取中药滤过液，装好药液后拧好盖。选择高压强模式，设定工作时间10~20分钟，连接好气路部分，打开启动按钮，液体顺利喷出后即可操作。治疗头对准皮损，待患者适应后缩短距离至3~5cm。治疗过程中皮损肥厚处可反复雾化多次。

可酌情配合中药涂擦、中药浸浴、中药熏蒸、中药封包、火针等疗法。

疗程 1周治疗3次，6~8次/疗程。

（四）表闭里郁证

平素不易出汗，或只有部分区域出
汗，汗出后皮损有减轻感，皮损冬重夏
轻，皮疹呈斑块性，鳞屑较多，可有头
身困重，身热不扬，手足不温等表现，
舌质淡或红，苔白或黄，脉浮或脉弦涩
或沉。（图3-8-4）

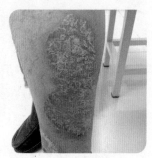

图 3-8-4　银屑病
（表闭里郁证）

治则　温散开表，清透里郁。

处方　麻黄连翘赤小豆汤加减。常用药物：麻黄、连翘、杏仁、桂
枝、吴茱萸、细辛、蜀椒、桔梗、桑白皮、羌活、薄荷、艾
叶等。

操作要点　外用中药水煎剂以四层纱布过滤，取中药滤过液，装好药
液后拧好盖。一般选择高压强模式，设定工作时间10~20分
钟，连接好气路部分，打开启动按钮，液体顺利喷出后即可
操作。治疗头距离约3~5cm。治疗过程中鳞屑显著处，可反
复雾化多次，直至鳞屑减少。
可酌情配合中药封包、火针、刺络拔罐、针刺等疗法。

疗程　1周治疗3次，6~8次/疗程。

五、按语

白疕，西医称之为银屑病，是由免疫介导的，多基因相关性疾病，可以累及皮肤和关节。从"血"论治银屑病，将血热、血瘀和血燥三种证型和现代银屑病分期中的急性期、静止期、消退期实现了大致的对应，临证中已有较为成熟的思路和方药。银屑病的中药外治是辅助于内治，在疾病的不同阶段，皮损表现各异，在进展期以清热凉血解毒为主，静止期或退行期则以养血润燥、活血化瘀、软坚散结等为治疗大法。

血热证雾化的外用方以清热凉血方和清热解毒方加减为主，其中黄连、冰片都是常用的具有促渗作用清热类中药。方中积雪草于《神农本草经》中记载"主治大热，恶疮痈疽，浸淫赤熛，皮肤赤"，寒水石"主治身热，腹中积聚邪气，皮中如火烧"，这些都是针对血热证的经验用药。

血虚风燥证的外用方以养血祛风润燥方加减为主。主方中当归《神农本草经》记载"温疟寒热洗洗在皮肤中"，干地黄"逐血痹，填骨髓，长肌肉"。然"有形之血难以速生"，外治方中可针对在表之风，选用羌活、荆芥、防风等，这些也是常用的具促渗作用的祛风药。

瘀滞肌肤证的外用方以活血化瘀方为主。方中选用木香、川芎、郁金等具有促渗作用的活血类中药。配伍牛膝，《神农本草经》中记载可"逐血气，伤热火烂"；赤小豆"主下水，排痈肿脓血"；白茅根主"补中益气，除瘀血，血闭寒热"。

近年来随着对银屑病中医病机认识的深入，有学者指出了银屑病具有"寒包火"的病机特点，在治疗上采用"开通玄府法"，用药中多处以麻黄、桂枝等温性药。银屑病的皮损表现为红斑上覆盖鳞屑，取象比类则色白为寒，色红为热。寒者热之，外用雾化中药直接开通外在闭郁的玄府，并使郁热外达，促病向愈。方中配伍的吴茱萸《神农本草经》中记载"除湿血痹，逐风邪，开腠理"，细辛主"风湿，痹痛，死肌"。

中药雾化治疗能在常温下使中药煎剂形成雾化态，其物质分子运动的能量增加，且易于到达皮肤表面的任何部位，使皮肤的水合程度迅速提高，物质的渗透性增强，使药物能够直接和皮损接触，有利于达到药物的有效浓度。在临证中，外用方必须恪守医理和药性，遵其法而加减应用。

六、注意事项

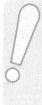

- 寻常型银屑病急性期外用药物宜温和，不宜用有较强刺激性药物，雾化强度和时间偏短。

- 如治疗中发现局部红斑、瘙痒明显，应立即停用。如在治疗的3~4天后，治疗区域出现红斑、丘疹、丘疱疹，伴随瘙痒。建议停用。局部治疗可外用糖皮质激素类药膏，严重者口服抗组胺药。

- 在皮损破溃部位禁止治疗，治疗过程中执行无菌操作。

- 诊治中注意皮损变化，如病情从急性期逐渐向静止期、消退期转变，外用药物需要作相应的调整。

第九节　黧黑斑（黄褐斑）

一、定义

黧黑斑是一种发生于颜面部位的局限性淡褐色或褐色色素改变的皮肤病。中青年女性多发，临床表现为对称分布于颜面部位的色素沉着斑，平铺于皮肤表面，抚之不碍手，压之不褪色。古代中医文献亦称之为"肝斑"。本病相当于西医的黄褐斑。

二、病因病机

本病多与肝、脾、肾三脏关系密切，气血不能上荣于面为主要病机。如情志不畅，肝郁气滞，气郁化热，熏蒸于面，灼伤阴血而生；或冲任失调，肝肾不足，水火不济，虚火上炎所致；或慢性疾病，营卫失和，气血运行不畅，气滞血瘀，面失所养而成；或饮食不节，忧思过度，损伤脾胃，脾失健运，湿热内生，上熏于面而致病。

三、诊断要点

❶ 本病多见于妊娠期、长期服用避孕药、生殖器疾患以及月经紊乱的妇女，也可见于中年男性。

❷ 多分布于前额、颧部或面颊的两侧。

③ 皮疹为黄褐色斑片深浅不定，淡黄灰色，或如咖啡，大小不等，形态各异，孤立散在，或融合成片，一般多呈蝴蝶状。

④ 无自觉症状。　　　⑤ 病程经过缓慢。

四、辨证论治

（一）肝郁气滞证

面部斑色灰褐或黑褐，急躁易怒，胸胁胀痛，口苦咽干，经前乳房胀痛，月经暗色有血块或者痛经。舌质暗红有瘀斑，苔薄白，脉沉细或涩。（图3-9-1）

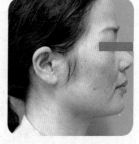

图 3-9-1　黄褐斑
（肝郁气滞证）

治则 疏肝理气，活血消斑。

处方 柴胡疏肝散加减、刺五加注射液。常用药物：柴胡、川芎、香附、枳壳、郁金、赤芍、当归、陈皮、鸡血藤等。

操作要点 患者清洁完皮肤并擦干。依据皮损部位，嘱患者仰卧位或者侧卧位，充分暴露治疗区，将药液均匀涂在皮损表面，然后使用电动纳米晶片促渗仪垂直接触皮肤表面并进行逐点振动点刺，晶片刚好接触皮肤即可，接通电源后晶片开始上下振动点刺皮肤，每点维持1秒后，旁移一个晶片的宽度，进行下一点的点刺，依此法完成该皮损全部面积导入，每次治疗重复3遍，每周1次。8周为1个疗程。

（二）肝肾不足证

面部斑色褐黑或者灰黑，面色晦暗，伴有头晕耳鸣，腰膝酸软，疲乏无力，五心烦热，舌红少苔，脉沉细。（图3-9-2）

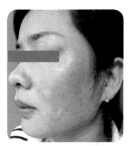

图3-9-2　黄褐斑
（肝肾不足证）

 治则　滋阴补肾。

 处方　六味地黄丸合二至丸加减、薄芝注射液。常用药物：熟地黄、山萸肉、干山药、丹皮、白茯苓、泽泻、女贞子、旱莲草、黄精等。

操作要点　患者清洁完皮肤并擦干。依据皮损部位，嘱患者仰卧位或者侧卧位，充分暴露治疗区，将药液均匀涂在皮损表面，然后使用电动纳米晶片促渗仪垂直接触皮肤表面并进行逐点振动点刺，晶片刚好接触皮肤即可，接通电源后晶片开始上下振动点刺皮肤，每点维持1秒后，旁移一个晶片的宽度，进行下一点的点刺，依此法完成该皮损全部面积导入，每次治疗重复3遍，每周1次。8周为1个疗程。

（三）气滞血瘀证

斑色灰褐或黑褐，伴有慢性肝病，或月经色暗有血块，或痛经，舌暗红有瘀斑，脉涩。（图3-9-3）

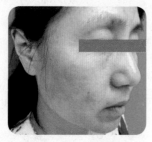

图 3-9-3　黄褐斑
（气滞血瘀证）

治则　理气活血，化瘀消斑。

处方　桃红四物汤加减、丹参注射液、脉络宁注射液。常用药物：桃仁、红花、当归、生地黄、枳壳、赤芍、川芎、木香、郁金、牛膝、甘草等。

操作要点　患者清洁完皮肤并擦干。依据皮损部位，嘱患者仰卧位或者侧卧位，充分暴露治疗区，将药液均匀涂在皮损表面，然后使用电动纳米晶片促渗仪垂直接触皮肤表面并进行逐点振动点刺，晶片刚好接触皮肤即可，接通电源后晶片开始上下振动点刺皮肤，每点维持1秒后，旁移一个晶片的宽度，进行下一点的点刺，依此法完成该皮损全部面积导入，每次治疗重复3遍，每周1次。8周为1个疗程。

五、按语

黧黑斑，西医称之为黄褐斑，是一种面部出现褐色斑的色素异常性皮肤病。《灵枢》云："视其外应，以知其内者，当以观外乎诊于外者，斯以知其内，盖有诸内者，必形诸外。"人体是一个有机的整体，体外与体内联系密切，内部病变会通过外部证候表现出来。我们通过对中医古籍的整理研究以及临床实践可以发现，黄褐斑的发生与肝脾肾三脏有关，辨证分型大多分为：肝郁气滞证，肝肾不足证以及气滞血瘀证。

肝郁气滞证的外用药以疏肝理气，活血消斑为主，方中选用川芎、郁金等具有促渗作用的活血类中药。有研究表明刺五加注射液能通过调控脑内单胺类递质水平、调节脑内神经营养因子表达、修复受损神经元、减少细胞凋亡、清除自由基、抗氧化等多种途径发挥抗抑郁的药理作用。

肝肾不足证的外用药以滋阴补肾为主。茯苓、山药具有燥湿健脾、补肾涩精等功效。其水煎液对酪氨酸酶有抑制作用，有多篇论文报道外用具有祛斑、养颜的疗效。有研究发现，薄芝注射液通过调整免疫功能、调节内分泌激素水平，进而使色素细胞代谢功能恢复正常，从而对黄褐斑有着较好的疗效。

气滞血瘀证的外用药以理气活血，化瘀消斑为主，《日本子本草》认为当归："主治一切风、一切血，补一切劳，破恶血，养新血及主癥癖。"有研究表明：当归、红花通过对酪氨酸酶的抑制作用，促进面部血液循环，改善面部皮肤新陈代谢，使面部色素逐渐消散。丹参注射液具有活血、祛瘀、通经的作用。

纳米微针技术是新兴的美容促渗技术，我们把中药注射液通过纳米微针技术导入皮肤，可以在短时间内打开皮肤表面许多微细的孔道，促进药物的吸收而相比传统微针损伤更小，在达到促进药物吸收效果的同时不会触及神经和血管，不会引起疼痛和出血，而且通道在20分钟后即可闭合。该法治疗效果较好，成本低廉，操作简单，患者依从性好，疗效显著，可以广泛应用于黄褐斑的临床治疗中。

六、注意事项

- 治疗当天避免刺激治疗部位以及当天不可接受其他面部美容治疗等。

- 局部皮肤如果有感染、溃疡或者肿瘤的部位不宜使用本法。

- 常有自发性出血或损伤后出血不止的患者不宜使用本法。

- 避免日光暴晒，在春夏季节外出时应适当涂抹防晒霜，慎用含香料的药物性化妆品，忌用刺激性药物和激素类药物。

- 治疗期间患者可以常规使用保湿类护肤品。

- 嘱患者保持心情舒畅，乐观情绪，避免忧思恼怒。

- 注意劳逸结合，睡眠充足，避免过度劳累。

- 多食富含维生素C的蔬菜、水果；戒烟酒。

- 孕妇忌用。

第十节　白驳风（白癜风）

一、定义

白驳风是指皮肤变白、大小不同、形态各异的限局性或泛发性色素脱失性皮肤病。古代中医文献又称之为"白癜""白驳""斑白""斑驳"等。本病相当于西医的白癜风。

二、病因病机

本病多因气血失和，脉络瘀阻所致。如情志内伤，肝气郁结，气机不畅，复感风邪，搏于肌肤而发；或素体肝肾虚弱，或亡精失血，伤及肝肾，致肝肾不足，外邪侵入，郁于肌肤而致；或跌打损伤，化学物品灼伤，络脉瘀阻，毛窍闭塞，肌肤腠理失养，酿成白斑。

三、诊断要点

① 本病可发生于任何年龄，以青年多见，男女性别发病基本相等。

② 大多分布局限，也可泛发，全身任何部位的皮肤、黏膜均可发生，但以面、颈、手背为多。

③ 皮损为大小不等、形态各异的局限性白色斑片，边缘清楚，周边皮肤较正常皮肤色素稍加深。

④ 一般无自觉症状。少数在发疹前或同时，以及在白斑增加或扩展时有轻微瘙痒。

病程长短不一，完全自愈者较少，亦有愈后复发者。

四、辨证论治

（一）肝郁气滞证

皮损初起突发，或精神受到刺激后出现，斑色乳白，大小不等，形状不一。兼风邪者白斑可充血发红，瘙痒。可伴烦躁失眠，胸胁闷胀，口干尿赤，舌淡红，脉弦细。（图3-10-1）

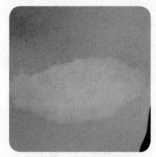

图 3-10-1　白癜风（肝郁气滞证）

治则　调和气血，疏风通络。

处方　桃红饮合柴胡疏肝汤加减。常用药物：柴胡、川芎、香附、枳壳、郁金、赤芍、当归、丹参、红花、白芍、白蒺藜、补骨脂、炒荆芥、蝉衣、甘草等。

操作要点　患者清洁完皮肤并擦干。依据患者皮损部位，嘱患者仰卧位或者侧卧位，充分暴露治疗区，将药液均匀涂在皮损表面，然后使用电动纳米晶片促渗仪垂直接触皮肤表面并进行逐点振动点刺，晶片刚好接触皮肤即可，接通电源后晶片开始上下振动点刺皮肤，每点维持1秒后，旁移一个晶片的宽度，进行下一点的点刺，依此法完成该皮损全部面积导入，每次治疗重复3遍，每周1次。8周为1个疗程。

（二）瘀血阻络证

病程缠绵，或有外伤史，白斑局限或者泛发，边界清楚，局部可有刺痛；舌质紫暗或有瘀斑、瘀点，苔薄白，脉涩。（图3-10-2）

图 3-10-2　白癜风
（瘀血阻络证）

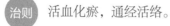**治则**　活血化瘀，通经活络。

处方　桃仁四物汤、丹红注射液等。常用药物：川芎、丹参、桃仁、红花、紫草、威灵仙、赤芍、白芍、鸡血藤、首乌藤等。

操作要点　患者清洁完皮肤并擦干。依据患者皮损部位，嘱患者仰卧位或者侧卧位，充分暴露治疗区，将药液均匀涂在皮损表面，然后使用电动纳米晶片促渗仪垂直接触皮肤表面并进行逐点振动点刺，晶片刚好接触皮肤即可，接通电源后晶片开始上下振动点刺皮肤，每点维持1s后，旁移一个晶片的宽度，进行下一点的点刺，依此法完成该皮损全部面积导入，每次治疗重复3遍，每周1次。8周为1个疗程。

（三）风湿蕴热证

初发粉红色白斑，边界欠清，患处有痒感，多见于面颈等暴露部位，起病急，发展快，伴口渴不欲饮、口苦、肢体困倦、饮食不振、头重，舌质红、苔红或黄腻、脉浮数或滑数。（图3-10-3）

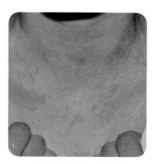

图 3-10-3　白癜风
（风湿蕴热证）

治则 祛风除湿，清热通络。

 处方 九味羌活汤加减，常用药物：羌活、独活、防风、细辛、苍术、茯苓、薏苡仁、白芷、川芎、当归、白薇、苍耳子、浮萍、蝉蜕、赤芍、白芍、何首乌、白蒺藜、海风藤、丝瓜络、桃仁、红花等。

 操作要点 患者清洁完皮肤并擦干。依据患者皮损部位，嘱患者仰卧位或者侧卧位，充分暴露治疗区，将药液均匀涂在皮损表面，然后使用电动纳米晶片促渗仪垂直接触皮肤表面并进行逐点振动点刺，晶片刚好接触皮肤即可，接通电源后晶片开始上下振动点刺皮肤，每点维持1秒后，旁移一个晶片的宽度，进行下一点的点刺，依此法完成该皮损全部面积导入，每次治疗重复3遍，每周1次。8周为1个疗程。

（四）肝肾不足证

多见于体虚或有家族史的患者。病史较长，白斑局限或泛发，边界清，斑内毛发变白；伴有头晕耳鸣，失眠健忘，腰膝酸软，月经不调，舌质红，少苔，脉细尺弱。（图3-10-4）

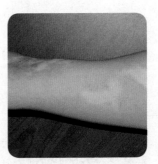

图 3-10-4 白癜风
（肝肾不足证）

治则 滋补肝肾，养阴通络。

处方 六味地黄丸合二至丸加减、补骨脂注射液，常用药物：仙茅、仙灵脾、熟地、山萸肉、山药、茯苓、丹皮、泽泻、女贞子、旱莲草、枸杞子、补骨脂、菟丝子、黑芝麻、覆盆子、何首乌、丝瓜络等。

操作要点 患者清洁完皮肤并擦干。依据皮损部位，嘱患者仰卧位或者侧卧位，充分暴露治疗区，将药液均匀涂在皮损表面，然后使用电动纳米晶片促渗仪垂直接触皮肤表面并进行逐点振动点刺，晶片刚好接触皮肤即可，接通电源后晶片开始上下振动点刺皮肤，每点维持1秒后，旁移一个晶片的宽度，进行下一点的点刺，依此法完成该皮损全部面积导入，每次治疗重复3遍，每周1次。8周为1个疗程。

五、按语

白驳风是一种局限性色素脱失性皮肤病。相当于西医的白癜风。历代中医名家对白癜风的病因及病机都有详细的描述，积累了丰富的经验。通过对古籍的整理研究，我们发现一般可以从"风、气、虚、瘀"四个要点论治白癜风。根据白癜风的病因、病邪致病特点、文献记载和分析，结合西医学对白斑形态的认识及分型、分期，即可产生相对应的证型。一般可以分为以下两期：①进展期：以风与情志不遂作为主要的辨证依据，以风湿郁热证及肝郁气滞证作为主要证型，治疗强调清热祛湿，疏肝理气；②稳定期：以肝肾不足作为主要的辨证依据，以肝肾不足及瘀血阻络证作为主要证型，治疗侧重于滋补肝肾，活血通络。中医的外治之理即内治之理，白癜风的中药外治是辅助于内治的，在疾病的不同阶段应选用相应的药物。

中药外用剂型由于受到皮肤屏障功能的限制难以透皮吸收，近年来，对如何提高药物的透皮吸收率研究较多。但有些促渗技术如过多渗透促进剂的使用会对皮肤造成刺激，因此，譬如离子导入、超声波促透、微针等方法更适用于中药单体成分的临床促渗。纳米微针促渗技术的应用开拓了中药外用的"捷径"，让传统中药在西医学技术的辅助下发挥更大的功效。我们把中药汤剂或中药注射液通过纳米微针技术导入皮肤。研究表明该技术可较普通微针更小范围内影响皮肤屏障功能，且恢复更快，故较普通微针更适用于皮肤科透皮给药治疗。

肝郁气滞证的外用药以调和气血，疏气通络为主，方中选用川芎、郁金等具有促渗作用的活血类中药。《本草汇言》记载：川芎能"上行头目，下调经水，中开郁结，血中气药，气善走窜而无阴凝黏滞之态，虽入血分，又能去一切风，调一切气"。刺蒺藜又名白蒺藜，具有祛风止痒功能，《千金方》中记载，将刺蒺藜研粉冲服，能治白癜风；现代药理研究表明，刺蒺藜可以激活酪氨酸酶。

瘀血阻络证的外用药以活血化瘀，通经活络为主，方中亦选用川芎这类具有促渗作用的活血类中药。现代药理学研究证明活血化瘀改善微循环类药物外用可以扩展血管，改善皮肤血液循环及营养状况，也有利于药物的吸收，对白色皮损有补益恢复功能。此外红花、当归、丹参这类抗炎中药对免疫反应具有抑制或增强和调节作用，从而对免疫性疾病白癜风有一定的疗效。

风湿蕴热证的外用药以祛风除湿，清热通络为主，其中羌活、细辛、防风都是常用的具有促渗作用解表类中药。现代研究发现：防风、独活具有增加皮肤光敏性作用。此证型临床运用时通常会配伍活血化瘀药桃仁、红花等治疗，体现了"治风先治血，血行风自灭"的原则。《医宗金鉴》记载有"浮萍丸""苍耳膏"可以用来治疗白驳风。

肝肾不足证的外用药以滋补肝肾，养阴通络为主，有研究表明：补骨脂、菟丝子这类补虚药兼具有激活酪氨酸酶活性及光敏感作用。首乌既能抗氧化、增强光感性又富含微量元素。山茱萸、白术、茯苓能调节免疫功能。

六、注意事项

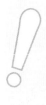

- 治疗当天避免洗澡、避免刺激治疗部位。
- 局部皮肤如果有感染、溃疡或者肿瘤的部位不宜使用本法。
- 常有自发性出血或损伤后出血不止的患者不宜使用本法。
- 可进行适当的日光浴，注意光照的强度和时间，并在正常皮肤上擦防晒霜和盖遮盖物，以免晒伤。
- 治疗期间患者可以常规使用保湿类护肤品。
- 嘱患者保持生活规律和心情舒畅，坚持治疗，树立信心，有助于治愈和防止复发。
- 多食用黑木耳、动物肝、胡桃、黑豆、黑芝麻及豆类制品。
- 孕妇忌用。

第十一节　油风（斑秃）

一、定义

油风是一种头发突然发生斑块状脱落的慢性皮肤病。其临床特点是脱发区皮肤变薄、光亮，感觉正常，无自觉症状。古代中医文献称之为"鬼舐头""鬼剃头"等。本病相当于西医的斑秃。

二、病因病机

由于血虚不能随气荣养皮肤，以致毛孔开张，风邪乘虚侵入，风盛血燥，发失所养而成片脱落；或因情志抑郁，肝气郁结过分劳累，有伤心脾，气血生化不足，发失所养而致；因肝藏血，发为血之余，肾藏精，主骨生髓，其华在发，肝肾不足，精血亏虚，发失所养亦为本病主要原因。

三、诊断要点

❶ 头发脱落，呈圆形或不规则形，小如指甲，大如钱币或更大，少数全脱落。

❷ 局部皮肤无炎症，平滑光亮。

❸ 起病突然，无自觉症状，患者多在无意中发现。

❹ 病程缓慢，可持续数年或更久。

❺ 可发生于任何年龄，常在劳累、睡眠不足或有精神刺激后发生。

四、辨证论治

（一）血热风燥证

突然脱发成片，偶有头皮瘙痒，或头部烘热。伴心烦易怒，急躁不安。苔薄，脉弦。（图3-11-1）

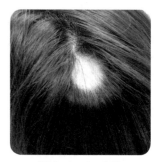

图 3-11-1　斑秃
（血热风燥证）

治则　凉血息风，养阴护发。

处方　海艾汤合神应养真丹加减。常用药物：甘松、艾叶、菊花、防风、薄荷、荆芥、蝉衣、藿香、丹皮、白芍、生地黄、菟丝子、山药、山萸肉、木瓜等。

操作要点　依据皮损部位，嘱患者取坐位，充分暴露脱发区。治疗以皮损为单位，局部行常规消毒，将外用中药渗透液均匀涂在皮损表面，然后使用电动纳米晶片促渗仪进行逐点振动点刺：垂直置促渗仪于皮肤表面，晶片刚好接触皮肤即可，接通电源后晶片开始上下振动点刺皮肤，每点维持1秒后，旁移一个晶片的宽度，进行下一点的点刺，依此法完成该皮损全部面积导入。

可酌情配合针刺疗法（以泻法为主），物理方法（PUVA、红光）等治疗。

疗程　每次治疗重复3遍，每周1次。4次为1个疗程。

（二）气滞血瘀证

病程较长，头发脱落前先有头痛或胸胁疼痛等症。伴夜多噩梦，烦热难眠。舌有瘀点、瘀斑，脉沉细。（图3-11-2）

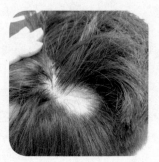

图 3-11-2　斑秃
（气滞血瘀证）

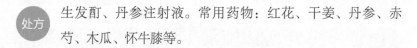

治则　活血化瘀，通窍生发。

处方　生发酊、丹参注射液。常用药物：红花、干姜、丹参、赤芍、木瓜、怀牛膝等。

操作要点　依据皮损部位，嘱患者取坐位，充分暴露脱发区。治疗以皮损为单位，局部行常规消毒，将外用中药渗透液均匀涂在皮损表面，然后使用电动纳米晶片促渗仪进行逐点振动点刺：垂直置促渗仪于皮肤表面，晶片刚好接触皮肤即可，接通电源后晶片开始上下振动点刺皮肤，每点维持1秒后，旁移一个晶片的宽度，进行下一点的点刺，依此法完成该皮损全部面积导入。

可酌情配合针刺疗法（以泻法为主）等治疗。

疗程　每次治疗重复3遍，每周1次。4次为1个疗程。

（三）气血两虚证

多在病后或产后头发呈斑块状脱落，并呈渐进性加重，范围由小而大，毛发稀疏枯槁，触摸易脱。伴唇白，心悸，气短懒言，倦怠乏力。舌淡，脉细弱。（图3-11-3）

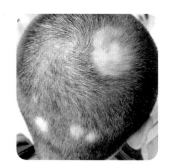

图 3-11-3　斑秃
（气血两虚证）

治则　益气补血，养血生发。

处方　养血生发汤加减。常用药物：何首乌、补骨脂、骨碎补、侧柏叶、干姜、当归、黄芪等。

操作要点　依据皮损部位，嘱患者取坐位，充分暴露脱发区。治疗以皮损为单位，局部行常规消毒，将外用中药渗透液均匀涂在皮损表面，然后使用电动纳米晶片促渗仪进行逐点振动点刺：垂直置促渗仪于皮肤表面，晶片刚好接触皮肤即可，接通电源后晶片开始上下振动点刺皮肤，每点维持1秒后，旁移一个晶片的宽度，进行下一点的点刺，依此法完成该皮损全部面积导入。

可酌情配合隔姜灸法，梅花针法、物理治疗（PUVA、红光）等进行治疗。

疗程　每次治疗重复3遍，每周1次。4次为1个疗程。

（四）肝肾不足证

病程日久，平素头发焦黄或花白，发病时呈大片均匀脱落，甚或全身毛发脱落。伴头昏，耳鸣，目眩，腰膝酸软。舌淡，苔薄，脉细。（图3-11-4）

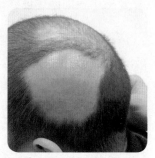

图 3-11-4　斑秃
（肝肾不足证）

治则　补益肝肾，填精生发。

处方　七宝美髯丹加味。常用药物：当归、补骨脂、丹参、白芍、首乌、川芎、枸杞子、玄参、女贞子、茯苓、牛膝、白术等。

操作要点　依据皮损部位，嘱患者取坐位，充分暴露脱发区。治疗以皮损为单位，局部行常规消毒，将外用中药渗透液均匀涂在皮损表面，然后使用电动纳米晶片促渗仪进行逐点振动点刺：垂直置促渗仪于皮肤表面，晶片刚好接触皮肤即可，接通电源后晶片开始上下振动点刺皮肤，每点维持1秒后，旁移一个晶片的宽度，进行下一点的点刺，依此法完成该皮损全部面积导入。

可酌情配合针刺疗法（以补法为主）等治疗。

疗程　每次治疗重复3遍，每周1次。4次为1个疗程。

五、按语

油风，相当于西医的斑秃。多因脾胃虚弱，气血亏虚，肝肾不足而致。中医学认为，毛发的营养源自于血，故云"发为血之余"，而脾胃为气血生化之源，故其功能之盛衰可影响毛发。此外，发的营养虽来源于血，但其生机则根源于肾，所谓肾主骨、生髓，"其华在发"。肾气充沛，肾精盈满，则发长色润；若肾气不足，肾精亏损，则发枯毛落。明代陈实功《外科正宗·油风》曰："油风乃血虚不能随气荣养肌肤，故毛发根空，脱落成片，皮肤光亮。"其阐述了气血虚弱为导致斑秃的病因之一。而精与血又是互生互依，精足则血旺，血旺则精盈。由此观之，毛发之生长与脱落、润泽与枯槁，与精、血、内脏之心脾、肝肾均有密切的联系。清代王清任认为，病后脱发是"皮里肉外血瘀阻塞血路，新血不能养发，故发脱落"。又云，"无病脱发，亦是血瘀"。故亦主张活血祛瘀为治。病程日久，气郁化火而致血热，生风上扰而致发失所养。外有邪气侵扰，内有正气亏虚，加之瘀血阻滞，毛发失去精血濡养，毛根空虚而脱落成片。

斑秃的中医外治法上也需灵活掌握：急者多偏泻实为主，可选用清热、疏肝、理气、活血、祛瘀等治法，以治其标；缓者多偏补虚为主，可选用补气、养血、滋肝、益肾等治法以治其本。注重中医学整体观念的基本特点，辨证施治，充分有效地发挥脏腑之间的相互制约、相互协调平衡的作用，以达到最终治疗目的。

血热风燥证的外用方以凉血息风，养阴护发方加减为主。其中防风、荆芥、蝉衣祛风止痒，《本草纲目》中记载防风一药："三十六般风，去上焦风邪，头目滞气，经络留湿，一身骨节痛。除风去湿仙药"，及"治皮肤疮疡风热，当用蝉蜕"。丹皮、生地黄凉血，山药、菟丝子、山萸肉养阴护发。《本草正》曰："山药，能健脾补虚，滋精固肾，治诸虚百损，疗五劳七伤。"合菟丝子、山萸肉等药，能益肾气，健脾胃，润皮毛。这些中药都是针对本证的经验用药。

气滞血瘀证的外用方以通窍活血方为主。方中选用红花、赤芍、丹参等具有促渗作用的活血类中药。配伍牛膝,《神农本草经》中记载可"逐血气,伤热火烂";干姜,《本草经疏》中曰:"能引诸补血药入阴分,血得补则阴生而热退,血不妄行矣。"

气血两虚证的外用方以益气补血方为主。方中选用何首乌,当归、黄芪等具有促渗作用的益气补血类中药。其中何首乌可补益精血、乌须发、强筋骨、补肝肾,是常见贵细中药材,《本草纲目》亦提到:"此物气温味苦涩,苦补肾,温补肝,能收敛精气,所以能养血益肝,固精益肾,健筋骨,乌发,为滋补良药,不寒不燥,功在地黄、天门冬诸药之上。"配伍骨碎补,《本草新编》中记载:"同补血药用之尤良,其功用真有不可思议之妙;同补肾药用之,可以固齿;同失血药用之,可以填窍,不止祛风接骨独有奇功也。"

肝肾不足证的外用方以补益肝肾方为主。选方七宝美髯丹中,何首乌补肝肾,益精血,用量独重,为主药。菟丝子、枸杞子滋肾益精,助何首乌以壮水。当归养血和血,配何首乌增强补血之功。牛膝补肝肾,强筋骨。补骨脂助命门之火而暖丹田,共为辅药。茯苓益心气,交心肾,下行而渗脾湿,为佐药。诸药配伍,肝肾两调,阴阳并补,共奏补肝肾、益精血之功。

纳米微针促渗技术结合外用中药渗透液打开了中药外用的新途径,这符合西医学提倡的精准靶向治疗原则,做到中西医结合、传统与现代技术相结合,对祖国中医学的继承发展和创新起到积极推动作用。经相关临床研究,发现该治疗方法效果良好,成本低廉,操作简单,患者依从性好,可将此法应用于临床斑秃的治疗。

六、注意事项

- 嘱患者保持生活规律和心情舒畅，饮食清淡，忌辛辣油腻之物。

- 治疗当天避免洗头和刺激治疗部位。

- 保持头部皮疹局部清洁，防止继发感染。

- 本病诊治中注意病情变化，严重高血压、冠心病患者慎用。

- 孕妇忌用。

第十二节　发蛀脱发
（男性雄性激素源性脱发）

一、定义

男性雄激素源性脱发是一种雄激素依赖性的遗传性毛发脱落疾病。主要为男性在青春期后，头额、颞、顶部进展缓慢的秃发，临床上患者往往伴有头部皮脂溢出较多、头皮屑多、瘙痒等症状。本病归属于中医学"发蛀脱发""面游风""白屑风"等疾病的范畴。西医又称之为早秃、男性型秃发、雄性秃发等。

二、病因病机

本病主因素体阳热之体，血热风燥，耗伤阴血，不能上潮巅顶；或因饮食不节，中焦蕴热，脾胃湿热上蒸，侵蚀发根，致使腐蚀而脱落。

三、诊断要点

❶ 在皮脂溢出的基础上发生秃发。

❷ 以男性为主，常从前额两侧开始，逐渐向头顶延伸，头发渐变得稀少纤细，柔软无力，失去光泽。前发线从两侧后退，形成俗称的"高额"。也有部分患者从头顶开始秃发。

❸ 脱发区头皮光亮如镜，或呈一片均匀、稀疏、细软的头发。常伴脱屑，除微痒外无其他自觉症状。

❹ 病程缓慢，进度、范围、程度常因人而异，时好时坏，可持续多年不变，亦可短短数年达到老年脱发的程度，多为永久性脱发。

❺ 有家族遗传史。

四、辨证论治

（一）血热风燥证

相当于干性脂溢性脱发。症见头发干枯或焦黄，头屑较多，头皮瘙痒。舌质红，苔薄黄，脉细数。（图3-12-1）

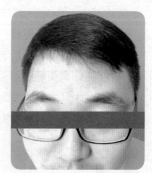

图3-12-1　男性雄性激素源性脱发（血热风燥证）

治则 凉血息风，养阴护发。

处方 海艾汤加减。常用药物：艾叶、菊花、藁本、荆芥、防风、甘松、蔓荆子、薄荷、藿香、丹皮、白芍、生地黄、菟丝子、山药、山萸肉等。

操作 要点 依据皮损部位，嘱患者取坐位，充分暴露脱发区。治疗以皮损为单位，局部行常规消毒，将外用中药渗透液均匀涂在皮损表面，然后使用电动纳米晶片促渗仪进行逐点振动点刺：垂直置促渗仪于皮肤表面，晶片刚好接触皮肤即可，接通电源后晶片开始上下振动点刺皮肤，每点维持1秒后，旁移一个晶片的宽度，进行下一点的点刺，依此法完成该皮损全部面积导入。

可酌情配合针刺疗法（以泻法为主），物理方法（PUVA、红光）等治疗。

疗程 每次治疗重复3遍，每周1次。4次为1个疗程。

（二）湿热熏蒸证

相当于油性脂溢性脱发。患者往往喜恣食肥甘厚味，或素体皮脂腺分泌旺盛，可见头发油亮、头皮潮红、发根黏腻，伴多汗，口苦，大便干。舌质红，苔黄腻，脉濡数。（图3-12-2）

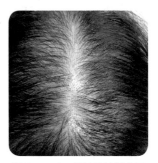

图 3-12-2　男性雄性激素源性脱发（湿热熏蒸证）

治则 健脾祛湿、清热护发。

处方 萆薢渗湿汤合二至丸加减。常用药物：萆薢、泽泻、薏苡仁、赤茯苓、黄柏、丹皮、赤芍、荆芥、防风、女贞子、墨旱莲、何首乌、补骨脂等。

操作要点 依据皮损部位，嘱患者取坐位，充分暴露脱发区。治疗以皮损为单位，局部行常规消毒，将外用中药渗透液均匀涂在皮损表面，然后使用电动纳米晶片促渗仪进行逐点振动点刺：垂直置促渗仪于皮肤表面，晶片刚好接触皮肤即可，接通电源后晶片开始上下振动点刺皮肤，每点维持1秒后，旁移一个晶片的宽度，进行下一点的点刺，依此法完成该皮损全部面积导入。

可酌情配合隔姜灸法，梅花针法、物理治疗（PUVA、红光）等进行治疗。

疗程 每次治疗重复3遍，每周1次。4次为1个疗程。

（三）肝肾不足证

脱发日久，脱发处头皮光滑或遗留稀疏或细软短发，干燥无泽，伴头昏目眩，失眠多梦，腰膝酸痛。舌淡，苔少，脉细。（图3-12-3）

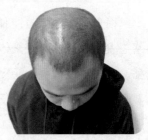

图 3-12-3 男性雄性激素源性脱发（肝肾不足证）

治则 补益肝肾，填精生发。

处方 七宝美髯丹加味。常用药物：当归、补骨脂、丹参、白芍、首乌、川芎、枸杞子、玄参、女贞子、茯苓、牛膝、白术等。

操作要点 依据皮损部位，嘱患者取坐位，充分暴露脱发区。治疗以皮损为单位，局部行常规消毒，将外用中药渗透液均匀涂在皮损表面，然后使用电动纳米晶片促渗仪进行逐点振动点刺：垂直置促渗仪于皮肤表面，晶片刚好接触皮肤即可，接通电源后晶片开始上下振动点刺皮肤，每点维持1秒后，旁移一个晶片的宽度，进行下一点的点刺，依此法完成该皮损全部面积导入。

可酌情配合针刺疗法（以补法为主）等治疗。

疗程 每次治疗重复3遍，每周1次。4次为1个疗程。

五、按语

发蛀脱发，也称蛀发癣，相当于西医雄激素性脱发，以往也称为脂溢性脱发，是临床上最为常见的脱发性疾病。有学者认为发蛀脱发的本质和根源应为阴精亏损，精气不固，风邪上扰，血热风燥和脾胃湿热，病变性质多表现为虚实夹杂或本虚标实证。亦有主张肝肾阴阳平衡失调，尤其是肾阴不足是发蛀脱发的主要病机。清代许克昌《外科证治全书·头部论治》中记载："蛀发癣，头上渐生秃斑，久则运开，干枯作痒，由阴虚热盛，剃发时风邪袭入孔腠，搏聚不散，血气不潮而成。"对男性雄激素源性脱发的病因病机做出了系统的论述。清代工清任所著《医林改错·通窍活血汤所治之症目》中亦云："头发脱落，名医书皆言伤血，不知皮里肉外血瘀，阻塞血络，新血不能养发，故发脱落。"

血热风燥证的外用方以凉血息风，养阴护发方加减为主。其中海艾汤出自《外科正宗》，曰："海艾汤治油风，血虚，肌肤失养，风热乘虚攻注，毛发脱落成片，皮肤光亮，痒如虫行，斑秃。"加上山药、菟丝子、山萸肉养阴护发。《本草正》曰："山药，能健脾补虚，滋精固肾，治诸虚百损，疗五劳七伤。"合菟丝子、山萸肉等药，能益肾气，健脾胃，润皮毛。

湿热熏蒸证的外用方以清热祛湿方为主。选用萆薢渗湿汤肇于《疡科心得集》，该方以祛湿邪为重，方中萆薢、泽泻、生薏仁健脾祛湿利浊，黄柏、赤茯苓清热解毒、利湿通淋，丹皮、赤芍凉血活血；荆芥、防风祛风止痒、宣散透发，达邪出表之意，给邪以外出之路。因发的根源于肾，遂合用二至丸，补益肝肾。方中女贞子、墨旱莲二药配合，共奏滋肾养肝，益精血，乌须发之功。

肝肾不足证的外用方以补益肝肾方为主。选方七宝美髯丹中，何首乌补肝肾，益精血，用量独重，为主药。菟丝子、枸杞子滋肾益精，助何首乌以壮水。当归养血和血，配何首乌增强补血之功。牛膝补肝肾，强筋骨。补骨脂助命门之火而暖丹田，共为辅药。茯苓益心气，交心肾，下行而渗脾湿，为佐药。诸药配伍，肝肾两调，阴阳并补，共奏补肝肾、益精血之功。

纵观历史，各代医家对本病病因的认识经历了由虚到实的过程，从肾虚、气血不足，毛发失去濡养而脱发到后期的风邪、血热、血瘀等实证致脱。对男性雄激素源性脱发采用中医药治疗时，当谨记此病病位在发与肾，当针对其湿热内盛，邪气循经上传，侵蚀发根毛囊以及阻遏肾中精血滋养发根毛囊的病机特点，采用清热祛湿、通窍活血、补益肝肾等治法，方能收到较好的治疗效果。

六、注意事项

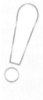

- 嘱患者保持生活规律和心情舒畅，饮食清淡，忌辛辣油腻之物。

- 治疗当天避免洗头和刺激治疗部位。

- 保持头部皮疹局部清洁，防止继发感染。

- 本病诊治中注意病情变化，严重高血压、冠心病患者慎用。

- 孕妇忌用。

第十三节　粉刺（痤疮）

一、定义

> 粉刺是一种颜面、胸背等处毛囊、皮脂腺的慢性炎症性皮肤病。其特征为散在颜面、胸、背等处的针头或米粒大小皮疹，如刺，可挤出白色粉渣样物，故称粉刺。古代中医文献又称之为"皶""痤""面疱""皶疱""肺风粉刺""酒刺"等，俗称"暗疮""青春痘"。本病相当于西医的痤疮。

二、病因病机

本病多因素体阳热偏盛，肺经蕴热，复感风邪，熏蒸面部而发；

或过食辛辣肥甘厚味，助湿化热，湿热蕴结，上蒸颜面而致；或因脾气不足，运化失常，湿浊内停，郁久化热，热灼津液，煎炼成痰，湿热浊痰瘀滞肌肤而发。

三、诊断要点

1 常见于青年男女。

2 多发于颜面、上胸、背部等皮脂腺丰富的部位。

3 初起多为细小皮色丘疹，白头或黑头粉刺，接着出现脓疱，严重可有结节、囊肿。反复发作或挑刺后，留下凹凸不平的疤痕及色素沉着。

4 一般无明显全身症状，可有轻微瘙痒或疼痛。

四、辨证论治

（一）肺经风热证

皮损以炎性丘疹为主，多集中在前额，可散见于面部、背部。丘疹色红，可有脓疱，或有痒痛，伴口渴喜饮，小便短赤，大便秘结，舌质红、舌苔薄黄，脉微数。（图3-13-1）

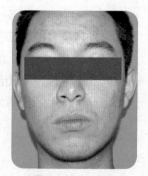

图 3-13-1　痤疮
（肺经风热证）

 治则　疏散肺热，引热外达。

处方 痤疮清肺热散（野菊花、金银花、薄荷、牛蒡子、苍术、白术、黄芩、大黄、冰片）各药分别研粉，过200目筛，混合均匀备用。

 操作要点 患者平躺在美容床上，操作者坐在患者头顶方向，戴口罩。按面部皮肤美容护理程序，先常规洁面后用离子喷雾机蒸面部10分钟，用75％酒精对清除部位（脓疱、粉刺）及操作者的双手消毒，再用无菌的粉刺针刺破脓疱最薄的部分，沿刺破口周边部位向中心处用力下压，将粉刺内包含物彻底挤压排出。对红色小丘疹、结节、囊肿不易针清以免引起炎症扩散，清理完毕后用75％乙醇对其消毒。取"痤疮清肺热散"约15g，用蒸馏水调均匀成糊状，涂于皮损处，然后调试超声波治疗仪成连续波，输出功率可根据患者皮肤的敏感度随时调整，一般情况以中高强度为佳，将已消毒过的美容探头放在皮损上作轻柔的小圆圈导入动作。超声波导入时间为10~15分钟。导入完毕，用医用纱布（或棉球）对眼、眉、口做保护性遮盖，再取"痤疮清肺热散"15g加入倒模粉用蒸馏水调匀敷面25分钟，卸膜后仔细清洁面部，皮损处用75％酒精消毒，1次治疗过程全部结束约需1小时左右。

可酌情配伍痤疮挑刺、果酸治疗。

 疗程 每周1次，4周为1个疗程，少数重症患者每周2次。

（二）湿热蕴结证

皮损有丘疱疹，或有脓疱，多见于口唇周围，可散见于前额、

颜面及胸背部。皮疹红肿疼痛，多伴口臭，溲黄，大便秘结，舌质红、舌苔黄腻，脉滑数。（图3-13-2）

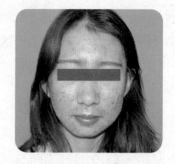

图 3-13-2　痤疮
（湿热蕴结证）

 治则　清热化湿，凉血解毒。

 处方　痤疮清湿热散（黄芩、黄连、黄柏、白花蛇舌草、白术、薏苡仁、牛蒡子、苍术、白术、冰片）各药分别研粉，过200目筛，混合均匀备用。

 操作要点　患者平躺在美容床上，操作者坐在患者头顶方向，戴口罩。取"痤疮清湿热散"约15g，用蒸馏水调均匀成糊状，涂于皮损处，然后调试超声波美容仪到连续波，输出功率可根据患者皮肤的敏感度随时调整，一般情况以中高强度为佳，将已消毒过的美容探头放在皮损上作轻柔的小圆圈导入动作。超声波导入时间为10~15分钟。导入完毕，用医用纱布（或棉球）对眼、眉、口做保护性遮盖，再取"痤疮清湿热散"15g加入倒模粉用蒸馏水调匀敷面30分钟，卸膜后仔细清洁面部，温水洗净。

可酌情配伍红蓝光、光动力照射治疗。

疗程　每1~2周1次，4周为1个疗程。

（三）痰湿凝结证

皮疹以红色或暗红色结节、囊肿为主，或伴有丘疹、脓疱、色素沉着，可见纳呆，便溏。舌淡胖，苔薄，脉滑。（图3-13-3）

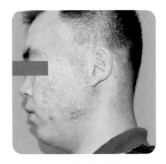

图 3-13-3　痤疮
（痰湿凝结证）

 化痰祛湿，解毒排脓。

 痤疮软坚散结散（浙贝母、赤芍、丹皮、丹参、川芎、白僵蚕、白芷、紫花地丁、天花粉）各药分别研粉，过200目筛，混合均匀备用。

 患者平躺在美容床上，操作者坐在患者头顶方向，戴口罩。取"痤疮软坚散结散"约15g，用蒸馏水调均匀成糊状，涂于皮损处，然后调试超声波治疗仪到连续波，输出功率可根据患者皮肤的敏感度随时调整，一般情况以中高强度为佳，用超声波治疗仪的超声波探头对面部进行螺旋式按摩，对有脓疱及硬结的部位应重点按摩。超声波导入时间为15~20分钟。导入完毕，用医用纱布（或棉球）对眼、眉、口做保护性遮盖，再取"痤疮软坚散结散"15g加入倒模粉用蒸馏水调匀敷面30分钟，卸膜后仔细清洁面部，温水洗净。

可酌情配伍痤疮挑刺、红蓝光照射治疗。

 每2周1次，4周为1个疗程。

五、按语

粉刺，亦称"肺风粉刺"，相当于西医痤疮。《医宗金鉴·肺风粉刺》论述到："此证由肺经血热而成。每发于面鼻，起碎疙瘩，形如黍屑，色赤肿痛，破出白粉汁。久皆成白屑，形如黍米白屑。宜内服枇杷清肺饮，外敷颠倒散，缓缓自收功也。"西医则认为痤疮的发病机制与皮脂的大量分泌、痤疮丙酸杆菌的大量繁殖、毛囊皮脂腺导管的角化异常及炎症反应有关。痤疮的外治法多种多样，超声波联合中药导入便是其中一种。根据患者的不同证型施予不同的外用中药，分别起到疏散肺热、清热化湿、化痰祛湿的效果。痤疮清肺热散以野菊花和金银花清热解毒，薄荷和牛蒡子等轻宣肺热，适用于肺热初起的痤疮患者；痤疮清湿热散以黄芩、黄连、黄柏清热燥湿，白术、薏苡仁等清热利湿，适用于湿重的脓疱型患者；痤疮软坚散结散以浙贝母软坚散结，赤芍、丹皮等活血化瘀，对痰湿蕴结的患者效果颇佳。此外中药面膜中大黄、黄连、黄柏、当归、丹参等药物经现代药理研究确有杀痤疮丙酸杆菌的作用，而冰片作为一种常用的经皮吸收促进剂，能明显增加其他药物的透皮吸收。

超声波治疗仪，具有机械作用、温热作用、空化作用和声微流作用。通过超声波有引起皮肤细胞振动的机械作用，皮肤组织得到微细而强烈的按摩，使机械能转变成热能，从而产生温热作用，改善血液及淋巴循环，加速皮肤炎症吸收，并且超声波的空化作用和声微流作用能使涂在皮肤表面的药物迅速导入、吸收，增加疗效。对于痤疮患者而言，采用超声波中药导入技术，可以使皮肤温度升高，局部毛细血管扩张，毛孔开放，促进皮脂腺引流，使中药的有效成分直接透入毛囊、皮腺内，达到皮肤深层清洁和抗菌消炎作用。超声波中药导入技术可使作用于患处，直达病所，疗效确切，副作用小，临床具有针对性和可行性。

六、注意事项

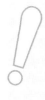

- 治疗前注意面部清洁，宜选用偏酸性洗面奶；
- 治疗中把握操作力度和时长，因人而异；
- 治疗后避免长时间日光照射，注意防晒；
- 禁止用手挤压皮疹，以免炎症扩散；
- 均衡饮食，维持大便通畅，保持良好的睡眠和心理状态。

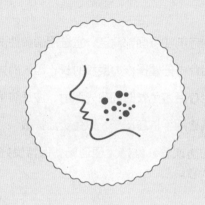

参考文献

[1] 崔福德. 药剂学[M]. 北京: 人民卫生出版. 2003.

[2] 郑俊民. 经皮给药新剂型[M]. 北京: 人民卫士出版社, 2006.

[3] 赵辨. 中国临床皮肤病学 (第二版) [M]. 南京: 江苏凤凰科技出版社, 2017.

[4] 张国庆等. 医疗美容基础与临床[M]. 南京: 东南大学出版社, 2005.

[5] 梁秉文. 中药经皮给药制剂新技术[M]. 北京: 化学工业出版社, 2014.

[6] 谢秀琼. 现代中药制剂新技术[M]. 北京: 化学工业出版社, 2004.

[7] 李忠. 中医汽雾透皮治疗新法[M]. 北京: 人民卫生出版社, 2006.

[8] 张景明. 熏洗良方[M]. 苏州: 中国人民解放军总后勤部金盾出版社, 2017.

[9] 梅全喜. 中药熏蒸疗法 (第二版) [M]. 北京: 中国中医药出版社, 2017.

[10] 王旭, 莫蕙, 陈小宁[M]. 南京: 江苏科学技术出版社, 1998.

[11] 李曰庆 何清潮. 中医外科学[M]. 第九版. 中国中医药出版社, 2012.

[12] 赵辨. 中国临床皮肤病学[M]. 第一版. 江苏凤凰科学技术出版社, 2017.

[13] 清·张璐. 本经逢原[M]. 第一版. 中国中医药出版社, 2007.

[14] 管汾. 实用中医皮肤病学[M]. 第一版. 甘肃人民出版社, 1981.

[15] 北京中医医院. 赵炳南临床经验集[M]. 第一版. 人民卫生出版社, 2006.

[16] 陈实功. 外科正宗[M]. 第一版. 人民卫生出版社, 2007.

[17] 佚名. 黄帝内经[M]. 第一版. 中医古籍出版社, 2010.

[18] 喻文球. 中医皮肤病性病学[M]. 第一版. 中国医药科技出版社, 2010.

[19] 姚达木. 中国药典[M]. 第一版. 三联书店（香港）公司, 2006.

[20] 隋·巢元方. 诸病源候论[M]. 第一版. 人民军医出版社, 2006.

[21] 卢多逊. 开宝本草[M]. 第一版. 人民军医出版社, 1998.

[22] 赵国平. 中药大辞典[M]. 第一次. 上海科学技术出版社, 2009.

[23] 张山雷. 本草正义[M]. 福州：福建科学技术出版社, 2006.

[24] 缪希雍. 神农本草经疏[M]. 北京：中医古籍出版社, 2002.

[25] 李梴. 医学入门[M]. 天津：天津科学技术出版社, 1991.

[26] 韩永龙. 中药透皮吸收促进剂研究进展[J]. 中医药信息, 2007, 24（2）: 23-26.

[27] 李扬. 中药挥发油作为透皮吸收促进剂的研究进展[J]. 药物评价研究, 2011, 34（6）: 474-477.

[28] 戴娟. 中药挥发油类透皮吸收促进剂的研究进展[J]. 江西中医药大学学报, 2015, 27（6）: 121-124.

[29] 王红. 中药透皮促进剂的研究进展[J]. 云南中医中药杂志, 2008, 29（11）: 64-65.

[30] 刘琳. 促进透皮吸收的中药作用机制介绍[J]. 传统医药, 2010, 19（20）: 78-79.

[31] 张仲源. 促进透皮吸收的中药作用机制[J]. 中医外治杂志, 2007, 16（6）: 3-4.

[32] 尹璐, 王恩波, 富彦财. 纳晶微针的促渗透作用及安全性实验研究[J]. 临床军医杂志, 2015, 43（4）: 339-341.

[33] 骆丹, 许阳, 周炳荣. 皮肤屏障与纳米微针技术[J]. 皮肤科学通报, 2017, 34 (4): 447-450.

[34] 陶艳玲, 苗颖颖, 吴婷妍. 纳米微针对人皮肤屏障功能及红斑的影响[J]. 中国中西医结合皮肤性病学杂志, 2017, 16 (1): 11-15.

[35] 吴亭妍, 周炳荣, 易飞. 纳米微针导入0.5%氨甲环酸溶液对中国女性面部皮肤暗沉的疗效研究[J]. 中国美容医学杂志, 2016, 25 (9): 87-90.

[36] Tuan-Mahmood TM, McCrudden MT, Torrisi BM, McAlister E, Garland MJ, Singh TR, Donnelly RF. Microneedles for intradermal and transdermal drug delivery. Eur J Pharm Sci, 2013, 50(5): 623-37.

[37] Larrañeta E, McCrudden MT, Courtenay AJ, Donnelly RF. Microneedles: A New Frontier in Nanomedicine Delivery. Pharm Res, 2016, 33(5): 1055-73.

[38] 魏跃钢, 闵仲生. 当代中医皮肤科名老专家经验丛书·管汾[M]. 北京: 中国医药科技出版社, 2015: 65-66.

[39] 祁建湖. 中药熏蒸治疗带状疱疹后遗神经痛23例疗效分析[J]. 中医临床研究, 2012, 4 (15): 22-25.

[40] 陈元元, 张恩虎. 中医辨证治疗带状疱疹后遗神经痛的近况[J]. 上海中医药杂志, 2008, 42 (3): 79-80.

[41] 刘志勇, 李伟凡, 邓丙戌等. 中医对带状疱疹外治法的认识[J]. 现代中医临床, 2017, 24 (6): 57-60.

[42] 杨永斌. 刺络拔罐配合中药湿敷治疗颜面再发性皮炎的疗效观察[J]. 中国医疗美容, 2015 (3): 127-128.

[43] 苗芸凡, 姚春海. 姚春海采用皮炎汤加减方合中药收敛面膜治疗颜面再发性皮炎经验[J]. 北京中医药, 2015 (8): 636-637.

[44] 蒋友琼. 中药分型论治配合情志疗法治疗颜面再发性皮炎临床分析[J]. 四川中医, 2015 (9): 141-143.

[45] 郭建辉, 曹毅. 中药治疗颜面再发性皮炎42例临床观察[J]. 中医药导报, 2006 (9): 46-47.

[46] 项素英. 雾化冷喷联合海藻面膜治疗面部季节性接触性皮炎疗效观察[J]. 中国麻风皮肤病杂志, 2010 (10): 693.

[47] 邓丙戌, 姜春燕, 王萍, 等. 银屑病的中医证候分布及演变规律[J]. 中医杂志, 2006, 47 (10): 770-772.

[48] 宋坪，杨柳，吴志奎，等．从玄府理论新视角论治银屑病[J]．北京中医药大学学报，2009，32（2）：136-138.

[49] 张英栋．银屑病经方治疗心法：我对"给邪出路"的临证探索[M]．北京：中国中医药出版社，2012.

[50] 李菊华，李多娇，王彦云刺五加抗抑郁作用探析[J]．中医学报，2016，31（212）：83-86.

[51] 吴志芬，杨挺，薄芝注射液治疗黄褐斑112例疗效分析[J]．中国中西医结合皮肤性病学杂志，2005，4（2）：65.

[52] 丛培俊，丹参注射液与桃红四物汤联用治疗黄褐斑42例临床观察[J]．中国民康医学，2009，21（24）：3132.

[53] 袁春意，马维波，脉络宁注射液治疗黄褐斑60例疗效观察[J]．中国社区医师医学专业，2011，13（274）：272.

[54] 刘效栓，李喜香，刘军刚．丹红注射液临床应用的系统评价[J]．中成药，2018，40（2）：415-419.

[55] 刘佳，许爱娥，朱光斗．白癜风中医辨证规律的探讨[J]．中华中医药学刊，2009，27（11）：2404-2406.

[56] 林志鑫，吴艳华．中医中药治疗白癜风用药经验分享[J]．皮肤性病诊疗学杂志，2015，22（6）：443-445.

[57] 张春艳，许爱娥．治疗白癜风的中药外用制剂总结分析[J]．中华中医药学刊，2012，30（9）：2074-2077.

[58] 林志鑫，吴艳华．中医中药治疗白癜风用药经验分享[J]．皮肤性病诊疗学杂志，2015，22（6）：443-445.

[59] 黄晓凌，段渠，杨成蓉．斑秃的局部中医外治法综述[J]．四川中医，2008，26（9）：43-44.

[60] 姜义娜．斑秃药物治疗的新进展[J]．中国皮肤性病学杂志，2003，17（3）：203-204.

[61] 吴燕瑜，魏跃钢．斑秃中医外治法概述[J]．中国中西医结合皮肤性病学杂志，2011，10（4）：260-261.

[62] 杨倩，魏跃钢．论斑秃中医分型及内治法[J]．河南中医，2015，35（4）：805-807.

[63] 侯晋涛，钟江．中医治疗斑秃的研究进展[J]．中国民族民间医药，

2016, 25（2）: 23-24.

[64] 柯立芝，席建元. 滋肾生发液治疗脂溢性脱发36例疗效观察[J]. 福建中医药，2016，47（3）: 64-65.

[65] 潘立文，段利生，陆鸿奎等. 从脾肾论治脂溢性脱发[J]. 长春中医药大学学报，2017，33（3）: 408-411.

[66] 魏江易. 对雄激素性脱发中医病因病机的思索[J]. 时珍国医国药，2015，26（4）: 958-960.

[67] 李浩慧，朱培成，李红毅. 国医大师禤国维辨治脂溢性脱发经验[J]. 山东中医杂志，2017，36（5）: 393-395.

[68] 侯晋涛，钟江. 国医大师禤国维教授治疗脂溢性脱发经验[J]. 中华中医药杂志，2018，33（1）: 133-135.

[69] 宋文英，查旭山，吴慧金. 清热祛湿解毒中药内服结合超声波导入面膜治疗寻常痤疮的临床研究[J]. 广州中医药大学学报，2005（5）: 17-19.

[70] 朱莲花，金春玉，金哲虎. 超声波离子导入治疗面部痤疮[J]. 中国美容医学，2007（12）: 1719-1720.

[71] 魏跃钢. 中药超声波理疗治疗痤疮37例[J]. 江苏中医，2000（7）: 18.

[72] 孙经伟. 寻常痤疮中药外治研究进展[J]. 山东中医药大学学报，1998（1）: 74-78.

[73] 任天胜，李贞，贾奎，等.辨证施治配合外治法治疗痤疮150例[J].山东中医杂志，2003（9）: 538-539.